Dr MONTAGNAC

ANCIEN INTERNE
A L'ASILE DES ALIÉNÉS DE TOULOUSE

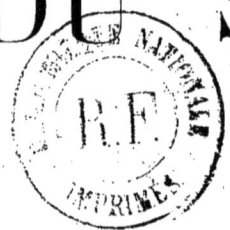

DU SOMMEIL

ET

DE L'INSOMNIE

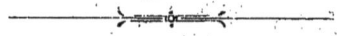

TOULOUSE
IMPRIMERIE LAGARDE ET SEBILLE
2, RUE ROMIGUIÈRES, 2

1907

DU SOMMEIL

ET

DE L'INSOMNIE

PAR

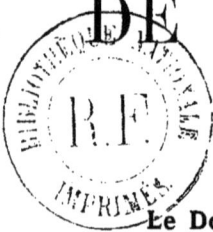

Le Docteur Edmond MONTAGNAC

ANCIEN INTERNE A L'ASILE DES ALIÉNÉS DE TOULOUSE

TOULOUSE

IMPRIMERIE LAGARDE & SEBILLE

2, RUE ROMIGUIÈRES, 2

—

1907

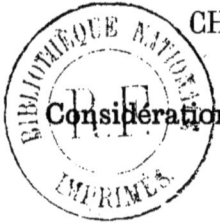

CHAPITRE PREMIER

Considérations générales sur le sommeil.

On entend par *insomnie* ou *agrypnie* la diminution notable ou la suppression du sommeil. Le sommeil étant un acte naturel essentiellement réparateur, indispensable à la vie de la cellule nerveuse, on conçoit que ses perturbations soient toujours le prélude ou l'indice de troubles plus ou moins graves de la santé.

Malgré son importance, l'insomnie ne saurait faire l'objet d'une description exacte et bien limitée. Elle constitue encore un chapitre fort obscur de pathologie générale ; elle entre dans la symptomatologie ou les prodromes d'une foule d'états morbides ; mais elle ne se prête à aucune étude d'ensemble définitive. La raison en est que les physiologistes ne sont point encore sortis du domaine des hypothèses pour expliquer le sommeil, et que les pathologistes ne peuvent tirer des lois de troubles disparates d'une fonction encore inexpliquée.

1

Nous n'avons point la prétention de traiter complètement le sujet ; nous avouons même que nous n'apportons aucun fait nouveau de nature à l'élucider ; dans les limites modestes d'un travail de thèse inaugurale, nous désirons simplement présenter une incomplète mise au point. Notre but est de rechercher l'insomnie dans les maladies nerveuses et mentales où elle se rencontre et où elle est souvent négligée, et d'établir son importance aux points de vue prodromique et pronostique. Mais une étude de l'insomnie ne saurait aller sans une étude du sommeil. On ne peut comprendre pourquoi le sommeil manque, si l'on ne connaît la raison pour laquelle il devrait exister ; et les phénomènes qui président à son abolition sont corrélatifs de ceux qui motivent sa présence. Nous rappelerons rapidement, dans un premier chapitre, les théories proposées pour expliquer le sommeil ; nous étudierons ensuite les diverses causes de l'insomnie ; puis, nous passerons en revue les maladies dans lesquelles l'insomnie joue un rôle, soit comme élément de diagnostic, soit comme phénomène prodromique ; nous insisterons sur les maladies mentales, plus spécialement étudiées par nous, et dans lesquelles l'insomnie paraît surtout importante à considérer. Enfin, nous dirons quelques mots de ses divers traitements symptomatiques.

Le sommeil est un besoin impérieux, dont l'homme, pas plus qu'aucun être vivant, y compris les végétaux, ne peuvent se dispenser. Il consiste dans « l'interruption périodique, provisoire et réparatrice des fonctions de la vie de relation » (LAULANIÉ). Ce qui caractérise le sommeil dans l'espèce humaine, dit DÉJERINE (*Path.*

gén. de Bouchard) « c'est la raréfaction progressive des impressions venues de l'extérieur. c'est une diminution des fonctions psychiques, et c'est l'abolition des mouvements volontaires. » Par quelle théorie peut-on expliquer ce phénomène périodique de réparation ? Nous verrons que nous devons encore nous contenter d'hypothèses dans ce domaine, et que, si l'une des plus rationnelles, la théorie histologique, de M. Duval et de Lépine, paraît susceptible d'expliquer tout ce qui se rattache au sommeil et à ses troubles, elle n'a été vérifiée jusqu'à aujourd'hui par aucune expérience concluante.

Il faut souhaiter que les physiologistes puissent bientôt donner une explication irréfutable du sommeil, problème d'un intérêt considérable ; peut-être y seront-ils conduits par les travaux des neurologues et des psychiatres, qui en étudient les troubles ; et ce ne sera pas la première fois que les lois d'une fonction physiologique seront déduites de la compréhension de ses anomalies.

Dès les temps les plus reculés, les anciens avaient apprécié les bienfaits nécessaires du sommeil ; ils l'appelaient : bienfaisant, réparateur ; ils cherchaient à le produire artificiellement lorsqu'il manquait, et le pavot était l'attribut de Morphée. Dans Homère, les héros retrouvaient en dormant la force nécessaire aux nouveaux combats ; par les rêves, ils connaissaient les ordres des dieux: Le sommeil avait ainsi pour eux des vertus matérielles et occultes. Les définitions que les philosophes et les médecins de l'antiquité donnent du sommeil sont, en général, très défectueuses ; Aristote écrivit un traité (*De somno et vigilia*) où se rencontrent

cependant quelques considérations intéressantes. Hippocrate, qui donna tant d'exemples d'une remarquable
intuition, se rapprocha davantage des théories actuelles,
en entrevoyant le travail de réparation organique qui
s'opére pendant le sommeil. Mais, pour tous les anciens,
le problème de la nature du sommeil restait entouré
d'obscurité et n'était abordé qu'avec une sorte de
crainte superstitieuse. Il était l'image de la mort, et on
confondait avec lui une foule d'états, comme l'état
soporeux, la somnolence, le coma, l'asphyxie, la nar-
cose artificielle, la catalepsie, la mort apparente. Cette
confusion persista jusqu'à l'époque moderne, où les
savants commencèrent à étudier le sommeil par l'observation directe des modifications de la circulation du
cerveau.

Il faut, en effet, arriver au milieu du siècle dernier
pour rencontrer les premières études sérieuses. En
1866, Hammond publie son ouvrage : *On Wakefulness,
with an introductory chapter on the physiologie of sleep*
(Philadelphie), où il dit : « L'état de repos général qui
accompagne le sommeil est d'une importance spéciale,
en permettant dans l'organisme que la nutrition du tissu
nerveux continue plus active que sa transformation
destructive ne le puisse faire ; les mêmes phénomènes
s'observent naturellement dans les autres organes. Mais
ceci est de moindre importance, car, même quand nous
sommes le plus éveillés, ils obtiennent tous un repos
notable : ainsi, du cœur où une contraction et une dilatation sont suivies d'un temps d'arrêt ; ainsi, de l'acte
respiratoire que l'on peut diviser en trois temps dont
un de repos. Il en est de même des glandes et des

muscles, aucun, durant l'activité la plus soutenue, n'agissant avec continuité. Mais pour le cerveau, point de trêve, si ce n'est durant le sommeil, et même alors, comme nous le savons tous, le repos n'est que relatif ».

Dans une thèse de Montpellier, en 1867 (*De l'insomnie, de ses causes et de son traitement*), Fouquet écrit : « L'insomnie est déprimante ; elle affaiblit nos forces vitales, fatigue notre intelligence, nous fait reconnaître toute notre fragilité ; elle provoque une sorte d'éréthisme nerveux, qui laisse à sa suite les maux de tête, les vertiges, l'épuisement, les névroses, la folie ; sa continuité entraîne l'insomnie opiniâtre, invincible, et le malade tombe dans une obtusion des facultés, une hébétude physique et morale qui indique assez quelle atteinte l'insomnie porte à nos facultés mentales, et combien elle menace l'existence même... Elle peut être cause de mort, soit qu'en altérant la santé, elle détermine des affections fatales, soit qu'elle ait, par la privation du sommeil, épuisé graduellement toutes les ressources de la vie ». La clinique nous donne quotidiennement des preuves de ces vérités.

Le rôle capital que joue le repos dans la reconstitution de l'être peut être démontré par l'observation du sommeil de l'enfant. Les premiers jours de la vie sont purement végétatifs ; l'état de somnolence n'est interrompu que par l'allaitement et quelques cris inarticulés. A mesure que l'enfant développe son corps et surtout son système nerveux, les heures de veille augmentent ; mais pendant fort longtemps, persiste un besoin de repos prolongé en rapport avec l'accroissement du corps ; ce sommeil est un état de calme complet, que rien ne trouble, si ce n'est la douleur ; il est rarement coupé de rêves, et ni le bruit, ni la lumière, ni la position, ne l'interrompent. L'enfant prend partout et toujours la somme de sommeil dont la nature impose la nécessité. Cette constatation nous démontre le rôle prépondérant que joue le sommeil chez l'homme : il faut que la vie qui commence soit largement favorisée, que l'usure rapide soit évitée ; c'est par le sommeil que la nature y pourvoit : l'anémie soporifique où se trouve le cerveau dans les périodes de repos limite cette usure, et le calme remplace l'activité fonctionnelle de l'état de veille qui, sans lui, serait exagérée et nuisible.

Si le sommeil physiologique est indispensable à la conservation de la santé, sagement gradué, quant à sa durée et son intensité selon les besoins immédiats de l'être, il ne l'est pas moins pour recouvrer l'équilibre physique compromis par une maladie ou par des excès. Quand le malade retrouve le sommeil normal, on peut dire qu'il commence à récupérer les forces perdues.

On sait d'autre part combien la privation forcée de sommeil devient un martyre. Les tortionnaires mettaient en usage ce supplice comme un des plus cruels : le condamné, violemment empêché de fermer les yeux, dépérissait rapidement et mourait de cette affreuse torture.

Pour BICHAT, le sommeil était déjà une manifestation de la grande loi d'intermittence qui régit tout effet de notre activité intellectuelle, volontaire, motrice et sensitive. C'était un pas de plus vers la constatation qu'il doit y avoir, dans le sommeil, non seulement intermittence, mais aussi périodicité, pour qu'il soit vraiment réparateur.

Broussais définissait le sommeil « la cessation des fonctions des sens et des muscles soumis à la volonté..., la diminution des phénomènes principaux qui constituent l'état de vie » (*Physiologie appliquée à la pathologie*, t. I, p. 242).

Longet disait qu'il n'était que « la suppression d'un ordre, la cessation d'une harmonie, qui, durant l'état de veille, existe entre les différentes facultés et fonctions intellectuelles et physiques, les fonctions animales seules exceptées ». (*Traité de physiologie*, 1869, t. III, p. 650).

Burdach (*Physiologie humaine*) attribuait le sommeil à la suppression des antagonismes entre les impressions des sens et la conscience, au retour à la vie embryonnaire (?).

Il faut remarquer à ce sujet que les fonctions animales sont seulement diminuées pendant le sommeil au point de vue de leur activité ; seules, l'imagination et la mémoire paraissent dans certains cas augmenter de vivacité et de puissance. Mais l'entendement et le jugement sommeillent ; de sorte que l'on ne saurait tirer aucune conclusion à la façon de Burdach.

En somme, nous constatons que si les principaux auteurs qui s'occupèrent du sommeil jusqu'à l'époque moderne cherchent surtout à en démontrer la nécessité, nous ne trouvons chez eux aucune définition satisfaisante. Plus loin, en passant en revue les théories plus actuelles et plus scientifiques, nous comprendrons pourquoi il n'est pas possible de définir le sommeil avant d'en connaître l'exact mécanisme et la nature intime. Il en est de cet état physiologique comme des

processus morbides généraux, tels que la fièvre, la dé-
générescence, ou que l'hérédité : leur définition comporte leur explication *essentielle*.

L'épuisement temporaire du système nerveux provoque des sensations qui entraînent le sommeil ; ces sensations sont analogues à la faim, à la soif, que l'on
fait résulter d'un besoin général de réparation
organique, qu'on ne peut négliger sans que l'existence
soit en danger. Elles sont la traduction de l'état de
souffrance des cellules préposées à la fonction. Les
malades qui dorment peu, les aliénés qui ne dorment
pas du tout, présentent un état de maigreur constant :
« Otez à l'homme le sommeil et l'espérance, a dit un
philosophe (?), et il sera le plus malheureux des êtres. »
Ce besoin du sommeil devient si impérieux, qu'il se
produit même dans des conditions qui paraîtraient
devoir l'empêcher : on rapporte que des suppliciés
s'endormirent sur la roue. HAMMOND (*op. cit.*) a vu
pendant la guerre de sécession des escadrons entiers
dormir en chevauchant. Ce fait a été noté dans plusieurs grandes guerres ; il est des fantassins qui dorment en marchant. Et, à ce sujet, HAMMOND critique,
au point de vue du droit militaire, l'application de la
peine capitale aux sentinelles d'avant-postes que l'on a
surprises endormies ; ce reste de barbarie, dit-il, doit
disparaître devant le fait scientifique que l'on ne peut
résister au sommeil.

La durée du sommeil est variable suivant les individus
et diffère, d'ailleurs, selon les circonstances dans lesquelles ils se trouvent. Elle varie encore suivant l'âge ;
elle va en diminuant en raison inverse de l'âge ; cela

s'explique, comme nous l'avons déjà fait entrevoir à propos du sommeil de l'enfant, par la nécessité d'un repos d'autant plus long et complet que le corps est dans un stade de plus actif développement.

Si le sommeil acquiert une aussi grande importance, on conçoit combien le médecin doit s'attacher à connaître et à combattre son abolition, l'insomnie. A l'état normal, quand le besoin de réparation nerveuse se fait sentir chez l'individu et l'invite au sommeil, il doit s'y abandonner, sous peine des plus graves conséquences.

Le sommeil renouvelle en partie le corps, comme la digestion : « qui dort dîne » dit un proverbe. Les facultés psychiques se retrempent aussi dans le sommeil ; l'intelligence est plus subtile, la mémoire plus lucide, la volonté plus équilibrée, et par suite, le jugement plus sain, après le repos normal. L'épuisement de la veille a fait place à une vitalité nouvelle.

Le besoin de réparation nerveuse que chaque pensée, que chaque acte entraînent, paraît même l'emporter sur celui de tous les autres organes. Les expériences de MANACÉINE (*Quelques expériences sur l'influence de l'insomnie absolue;* Arch. ital. de biol., 1894) l'ont démontré : il a observé que l'on peut sauver de l'inanition des chiens au vingtième ou au vingt-cinquième jour de jeûne, après qu'ils ont perdu 50 p. 100 de leur poids, mais qu'une insomnie absolue les tue en quatre-vingt-seize à cent vingt heures, même si on les nourrit suffisamment.

Il existe une courbe du sommeil, reproduite dans la plupart des traités de physiologie ; elle est régulière, la plus grande profondeur étant atteinte rapidement dès les premières heures, pour diminuer ensuite par une chute brusque ; puis, à partir de la troisième heure, le sommeil devient de plus en plus superficiel, jusqu'au réveil, avec quelques petites oscillations.

Un élève de KROEPELIN, MICHELSON (cité par TRÉNEL, *in : Traitement de l'agitation et de l'insomnie dans les maladies mentales et nerveuses*. Rapport au Congrès de Bruxelles, 1903), a déterminé une autre courbe de sommeil normal : « Il a démontré qu'il présente un maximum de profondeur au troisième quart d'heure de la deuxième heure ; la courbe présente une ascension progressive jusqu'au deuxième quart d'heure de la deuxième heure, puis une ascension rapide dans les deuxième et troisième quarts d'heure. Après l'acmé, il y a une descente rapide jusqu'au deuxième quart de la troisième heure ; enfin, une descente lente jusqu'à la deuxième demi-heure de la cinquième heure. Ensuite, il y a une faible et lente augmentation de l'intensité du sommeil ayant son maximum en une heure, puis une diminution. » Mais MICHELSON a décrit une autre courbe, observée chez les neurasthéniques, les psychopathes, qui présentent de l'épuisement au réveil, et dont le sommeil reste plus profond jusqu'alors. Ces courbes ne sont, bien entendu, que des moyennes ; mais si on les multipliait, en étendant les observations à des séries d'individus normaux et à des séries de divers névropathes, elles donneraient sans doute lieu à des constatations intéressantes et permettraient peut-être de classer et de comprendre les nombreuses variations individuelles que présente le sommeil.

Nous pourrions nous étendre beaucoup plus longue-

ment sur les considérations générales relatives au
sommeil; il faut se borner. Nous ne pouvions ici que
rappeler les plus importantes. Nous désirions surtout,
au début de notre travail, attirer l'attention sur l'importance du sommeil normal; nous résumerons maintenant les principales théories émises sur son mécanisme
dans la seconde moitié du siècle dernier; nous pour-
rons ensuite aborder plus rationnellement l'étude
clinique de l'insomnie.

CHAPITRE II

Principales théories du sommeil.

———————

Jusqu'à ces dernières années, où certains savants ont cherché dans l'histologie une explication positive du sommeil, dont nous dirons quelques mots plus loin, on pouvait ranger sous quatre chefs les diverses théories : la première était une théorie mécanique ; la deuxième et la troisième, chimiques ; la quatrième, physiologique.

1° *Théorie mécanique.* — La plus ancienne, d'abord admise sans discussion, elle fut celle de DICKSON, de HALLER, de MARSHALL HALL, de SIEVEKING, de BARTHEZ et de GUBLER (*Communic. à la Soc. méd. des Hop.*, in Union médicale, 20 mai 1858) ; elle concluait à une stase veineuse, à une compression légère exercée sur le cerveau. Les faits sur lesquels s'appuie cette théorie ont été groupés par LANGLET (*Etude critique sur quelques points de la physiologie du sommeil*, Paris 1872) ; ils paraissent probants, à un examen superficiel. Ce sont : la congestion de la face observée chez beaucoup de dormeurs ; la congestion de la conjonctive oculopalpébrale et l'état de rétraction de la pupille, comme dans certains cas de congestion cérébrale ; l'action de la position horizontale sur la circulation de l'encéphale ; la somnolence fréquente chez les sujets pléthoriques, prédisposés aux congestions du cerveau. Mais les arguments que l'on tirait de ces faits ont été aisément réfutés par les objections suivantes : La congestion des parties extra-crâniennes n'implique pas celle des parties intra-osseuses, ainsi que l'a montré TARDIEU (*De la pendaison*) et d'autres médecins-légistes. La congestion de la conjonctive et la contraction de la pupille ne sont pas nécessairement dues à la congestion cérébrale ; il serait plus important de connaître l'état de la rétine et du fond de l'œil, qui est impressionné d'une manière plus directe et constante par un état congestif de l'encéphale. Mais on avait des raisons de croire que cet état n'était point la congestion : les expériences de HAMMOND et de WEIR-MITCHELL sur le sommeil produit par des hypnotiques démontraient toujours une anémie des parties profondes du globe oculaire ; puis, la contraction de la pupille n'était pas constante ; lorsqu'elle existe, elle est liée au strabisme interne, qui est un effet physiologique du sommeil (Cl. BERNARD). Quant à la position horizontale, l'homme l'a adoptée parce qu'elle est la plus commode, et elle ne produit pas nécessairement la congestion de l'encéphale ; elle entraînerait plutôt, d'après FLEMMING et d'autres, l'anémie relative du cerveau, par extension forcée et compressive des vaisseaux artériels du cou ; elle favorise cet état d'anémie comme le fait la compression directe des carotides. Enfin, si la congestion cérébrale qui accompagne la pléthore produit la somnolence, on sait bien que l'anémie produit le sommeil, quand elle n'est pas liée à un état névropathique ou à l'altération élémentaire du sang. La somnolence de la congestion cérébrale est plutôt le premier degré du coma, tandis que l'anémie du cerveau produit le sommeil naturel.

On pourrait multiplier les arguments ; mais ce serait superflu, la théorie mécaniqne ne pourrait plus avoir aujourd'hui qu'un intérêt documentaire.

2° *Théorie chimique.* — Elle fut proposée par SOMMER (*Zeitschr. für ration. Med.*, B. XXIII). Cet auteur s'appuyait sur des données chimiques pour émettre l'opinion que, pendant le sommeil, le cerveau emmagasine une certaine quantité d'oxygène ; cette quantité diminuerait pendant la veille, et cette diminution entraînerait la nécessité d'une nouvelle période de repos ; le sommeil deviendrait ainsi un appel aux forces réparatrices de la nature.

SOMMER avoue que cette rénovation est inconnue dans son essence, mais les procédés chimiques par lesquels elle s'opère sont clairement définissables. Certains auteurs allemands adoptèrent cette théorie en s'appuyant sur des observations qui montraient que : 1° il est exhalé moins d'acide carbonique la nuit que le jour ; 2° il est absorbé plus du double d'oxygène la nuit que le jour (PETTENKOFER et VOIT, Compte rendu de l'Acad. des sciences de Bavière, nov. 1866). D'où, ils concluaient directement à la rétention de l'oxygène en excès jusqu'au moment où il est rendu sous forme

d'acide carbonique et d'eau ; le sommeil était à la fois
le résultat du manque d'oxygène et le moyen d'y remédier ; il se prolonge jusqu'à ce que la provision soit suffisante de ce stimulus chimique. Ces auteurs cherchaient
également à rapporter à ce stimulus les manifestations
plus étendues de notre activité intellectuelle.

Un autre auteur allemand, Kohlschutter, appuyait
cette théorie, en disant que lorsque l'oxydation perd
de son intensité, l'excitabilité du cerveau diminue ;
pour lui, l'anémie somnifère était donc produite par la
diminution d'un acte réflexe (*Zeitschr. für rat. Med.*,
B. XXXIV. *Mekanik des Schlafes*).

Preyer fournit des arguments en faveur de l'importance de l'état oxygéné du sang qui va au cerveau
(Preyer, *in Revue de Hayem*, 1876) : « Pendant le
travail intellectuel, dit-il, il circule plus de sang dans
le cerveau, absolument comme il en circule davantage
dans les muscles et les parenchymes glandulaires pendant l'exercice de leur activité intermittente. Une
quantité de sang riche en oxygène est portée par les
carotides internes dans les vaisseaux encéphaliques
pour revenir du cerveau à l'état de sang veineux, c'est-
à-dire privé d'oxygène. L'oxygène disparu a été retenu
par le cerveau et utilisé pour les tranformations oxy-
dantes qui se passent dans l'intimité de nos tissus. Le
cerveau cesse en partie son travail quand les carotides
sont liées ou comprimées ; les grandes pertes de sang
produisent la somnolence ; l'air imprégné d'acide carbonique (privé d'une partie de son oxygène par dépla-
cement) produit toujours la somnolence. On pourrait
invoquer ici une action toxique légère, si ce n'était que

l'air où l'on a laissé se répandre une faible quantité
d'azote amène infailliblement le même résultat ; même
pour l'observateur superficiel, la réalité des actions
chimiques qui se passent dans le cerveau est prouvée
par la transformation du sang artériel en sang veineux ».

Cette seconde théorie attribue donc le sommeil à une
sorte d'asphyxie carbonique. Les objections qu'on lui
fait sont moins sérieuses que celles qui détruisent la
valeur de l'ancienne théorie. Elles sont surtout tirées
des considérations suivantes : le sommeil serait, d'après
cette hypothèse, de toute nécessité dès que les muscles
et les viscères auraient usé la quantité d'oxygène indispensable à la veille ; mais alors, comment concevoir
que la veille dépende jusqu'à un certain point de la
volonté ?

Nous rappelons ici, pour mémoire, une théorie tout
à fait fantaisiste proposée il y a 30 ans par PFLUGER
(*Théorie du sommeil, in Revue de Hayem*, trad.
THOMAS, 1876) ; cet auteur rapportait l'état de veille à
l'accélération de vibrations intra-moléculaires dans le
cerveau, qu'il comparait aux « explosions rapides des
flammes chantantes ». Quelles sont ces vibrations ?
PFLUGER ne nous le dit pas et ne donne pas les moyens
de les rendre manifestes.

3° THÉORIE CHIMIQUE. — La seconde théorie chimique
a été émise par OBERSTEINER ; elle n'est pas moins ingénieuse que la précédente. Elle attribue le sommeil à la
présence de l'acide lactique et sarcolactique dans les
organes : d'où fatigue musculaire et organique, conséquence d'une activité fonctionnelle de quelque durée.
Ces acides, produits d'une oxydation incomplète, en-

traînent la fatigue cérébrale. Il raisonne simplement par analogie avec ce qui se passe dans les tissus, plus faciles à explorer que le cerveau : « L'introduction dans le sang, par injections hypodermiques ou de toute autre manière, d'une quantité suffisante d'acide lactique ou de lactate de sodium, la cure du petit lait elle-même (?) prédisposent au sommeil ». (OBERSTEINER. — *Zeitschr. für Psychiatrie*, N. R. 2, p. 223.)

Il est intéressant de rattacher à cette théorie l'opinion émise par RAYNAUD dans une leçon clinique faite à Lariboisière en 1877. Il étudiait les troubles trophiques de l'hystérie et, après avoir constaté la gravité de l'insomnie dans cette maladie, il en recherchait la cause : « On sait, disait-il, que durant le sommeil on absorbe plus d'oxygène qu'on n'en élimine sous forme d'acide carbonique et d'eau. Le supplément d'oxygène se combine donc avec les principes extractifs, qu'il transforme alors en ces deux corps, qui sont excrétés sous ces formes nouvelles. Le sommeil est par suite nécessaire à la désassimilation et à l'excrétion des produits extractifs. D'après cette hypothèse, on comprend, disait RAYNAUD, que les hystériques n'aient pas besoin de sommeil, puisque ces malades n'ont point ou ont très peu de principes extractifs à désassimiler ».

Les excrétions, dans l'hystérie, sont, en effet, notablement inférieures à celles de l'état physiologique. CHARCOT insistait déjà en 1872 sur l'ischurie hystérique, que les auteurs admettaient encore avec la plus grande difficulté (Leçons, t. I, p. 275. *Ischurie hystér.*). Il remarquait la presque innocuité de ce symptôme chez les hystériques, tandis qu'il est des plus graves chez les

normaux ; et sans oser donner une explication du phénomène, il admettait un ralentissement dans la désassimilation, se traduisant par une diminution absolue du
chiffre des matières excrémentitielles. GILLES DE LA
TOURETTE, puis JANET ont également posé en principe
que la caractéristique des états hystériques est une res-
triction de la nutrition, une diminution des échanges.
Expérimentalement, on a pu comparer les excrétions
dans l'hystérie à celles de l'état physiologique :

	Femme normale.	Hystérique.
Urine..	1 lit à 1 lit. 1/2	500 gr.
Urée....................	26 gr.	5 gr.
Phosphates (Acide phosphori- que)..................	3 gr. 20	0 gr. 80
Chlorure de sodium........	10 gr.	4 gr.
Acide carbonique par litre d'air expiré...............	42 c. c.	12 c. c.

EXCRÉTIONS PAR 24 HEURES

L'insomnie étant un symptôme assez fréquent dans
l'hystérie, ces constatations semblaient bien venir à
l'appui de la deuxième théorie chimique du sommeil.

4° *Théorie physiologique.* — Elle est la plus importante et encore peut-être la plus généralement admise,
faute de faits permettant d'établir une théorie histologique. Elle date de DURHAM et de HAMMOND, c'est-à-dire
du milieu du siècle dernier ; Claude BERNARD, BÉCLARD,
GUÉNEAU de MUSSY, LUYS, l'adoptèrent et la défendirent.
(Cl. BERNARD : *Revue des Deux-Mondes*, 1872, p. 379.
— G. de MUSSY : *Cliniques de l'Hôtel-Dieu*, 1866).
Elle reposait sur : des arguments *a priori* et par analogie ; l'observation directe du cerveau pendant le sommeil, et des expériences sur le sommeil des animaux
par les hypnotiques.

A priori, disait-on, il paraît évident que la veille

doit être caractérisée par l'afflux du sang artériel au cerveau et que l'insomnie, qui est une perversion, une exagération de cet état, coïncide avec un afflux au moins aussi considérable de ce fluide...; on ne peut nier qu'une augmentation d'activité dans la circulation du cerveau n'amène une excitation plus considérable de cet organe et de ses fonctions.. Les auteurs ont attiré l'attention sur certains faits intéressants à cet égard : certaines personnes ne peuvent dormir si elles ont la tête basse ; d'autres n'acquièrent le summum de leur vigueur intellectuelle que dans la position horizontale ; HAMMOND citait des exemples de ce genre ; Michel LÉVY (Traité d'hygiène) mentionnait un professeur de la Faculté de Strasbourg qui ne pouvait travailler à la préparation de son cours que dans cette position. — Un fait d'observation courante fournissait encore un argument : l'homme qui se livre à un travail cérébral ardu, qui cherche la solution d'un problème difficile, penche généralement la tête en avant ; il l'appuie sur la paume de la main et agit ainsi directement sur la stimulation des lobes frontaux..... ! Nous mentionnons cet argument à titre de curiosité, car il serait trop facilement réfutable, et d'ailleurs contredit par de nombreuses observations de personnes qui ne peuvent travailler si elles éprouvent des signes de congestion ou de chaleur des centres nerveux.

Le sommeil dû à une constriction exercée sur les carotides a été mentionné plus haut ; ce sommeil, étant accompagné d'anesthésie relative, a été utilisé par les Juifs pour opérer la circoncision. — Pendant la digestion stomacale, nous sommes naturellement portés au sommeil : une partie du sang est alors retenue vers le tube digestif et ses annexes, aux dépens du cerveau (?). Les cauchemars sont plus fréquents chez les gens qui dorment la tête basse. Un auteur allemand, BLUMENBACH, observa que, chez les animaux hibernants, la circulation était ralentie, et que plus tard, la masse du sang était diminuée.

Après ces arguments, nous rappellerons quelques observations :

BLUMENBACH, dès 1797, avait pu observer un sujet qui survécut assez longtemps à une perte de substance du frontal. Il vit le cerveau s'affaisser pendant le sommeil, faire saillie, au contraire, au moment du réveil, en repoussant la cicatrice qui se formait peu à peu. — En 1821, DENDY donna une observation analogue prise sur une femme de Montpellier, chez laquelle manquait une notable partie du crâne. — En 1860, BEDFORD-BROWN (*American journal of Medecine*) remarquait le mouvement de collapsus du cerveau pendant le sommeil anesthésique produit par un mélange de chloroforme et d'éther et la turgescence et l'injection vasculaire, ou même les hémorragies partielles dès, qu'à l'approche du réveil, l'influence anesthésique diminuait. — En 1866, HAMMOND publiait des observations, parmi lesquelles celle d'un homme qui avait perdu, dans un accident de chemin de fer, une partie notable des os pariétaux, du frontal et de l'occipital. L'auteur notait « une perte de substance plus profonde pendant le sommeil que pendant la veille ; la lacune ou plutôt la différence de niveau se comblait par la turgescence des méninges et du cerveau, quand le malade était sur le point de se réveiller. » Il remarquait encore que la fontanelle des nouveau-nés se gonfle manifestement à ce moment. Il observait que le cerveau d'une personne qui rêve tout haut offre une certaine turgescence, en rapport avec la suractivité fonctionnelle de l'organe. Il rapportait une observation d'une dame chez laquelle on avait ligaturé les carotides primitives (à sept ans de distance). « On constatait, disait-il, des symptômes peu graves, mais ces symptômes étaient ceux d'une excessive somnolence. »

Lorsqu'à la suite d'abondantes hémorragies utérines, une femme est dans un état de somnolence profonde, si l'on répare les pertes de sang par des moyens rapides, comme les injections de serum, on observe très vite le réveil intellectuel.

Passons maintenant aux expériences sur les animaux, au moyen des hypnotiques : Donders pratiqua sur un chien la trépanation, pour étudier les effets de l'opium. Il adapta une plaque de verre à la solution de continuité osseuse et put ainsi constater la contraction des capillaires superficiels pendant toute la durée du sommeil artificiel.

Durham répéta ces expériences avec le chloroforme. (*Physiologie of sleep*, in : Guys'hospital reports, 1860). Il nota la distension veineuse, puis l'affaissement du cerveau ; il remarqua, au contraire, la saillie quand l'animal se réveillait. Il pratiqua la trépanation sur deux chiens, et adaptant également des plaques de verre aux lacunes ainsi produites, il constata l'affaissement de la surface du cerveau pendant le sommeil, ainsi que le changement de coloration, du rouge foncé au rose pâle.

Il vit les capillaires se vider et disparaître à l'œil nu jusqu'au réveil, où une dilatation rapide les rendait de nouveau visibles. En donnant de l'opium aux doses de un et demi à cinq centigrammes, il constata à la loupe l'excitation circulatoire, la congestion vasculaire, puis l'anémie. A la dose de dix centigrammes, il y avait des troubles respiratoires et de la stase veineuse.

Samson reprit ces expériences à Londres, en 1864, et arriva aux mêmes résultats, tant pour le chloroforme que pour l'éther et l'alcool.

Dans une thèse de Strasbourg, en 1868, Ragnard (*De la congestion cérébrale*) renouvela ces mêmes expériences et d'autres semblables et conclut aussi à l'anémie causée par le sommeil chloroformique.

En 1869, Pierrot (*De l'insomnie*, thèse Strasbourg) arriva aux mêmes conclusions.

Mais c'est surtout à Hammond que revient le mérite d'avoir accumulé toutes les preuves en faveur de la théorie de l'anémie cérébrale pendant le sommeil, par des expériences variées et contrôlées. Il crut pouvoir, grâce à l'expérimentation avec l'opium et les divers hypnotiques, établir l'analogie complète entre le sommeil naturel et le sommeil artificiel : « Une pression sur le cerveau, dit-il, une congestion intense des vaisseaux, la circulation d'un sang vicié à travers sa substance, produisent la stupeur, mais n'amènent pas le sommeil. L'opium est peut-être l'agent qui indique le plus clairement la différence de ces deux états : une petite dose agit comme stimulant et augmente l'activité circulatoire, en augmentant aussi directement l'activité et l'éclat de nos pensées; une quantité plus grande diminue la somme de sang présente dans le cerveau et produit le sommeil; une quantité très forte enfin diminue l'activité respiratoire et permet à un sang déjà vicié de circuler dans l'encéphale; d'où la stupeur que l'on observe dans ces circonstances. » Ces remarques de HAMMOND sont très intéressantes, et nous verrons qu'elles ont été pleinemement justifiées par les observateurs qui, comme Mosso, s'attachèrent à l'étude de la circulation pendant le sommeil; elles font, en outre, entrevoir l'importance de l'oxygénation du sang pour l'exercice cérébral à l'état de veille. Le tort de HAMMOND a peut-être été de conclure du sommeil provoqué par l'opium, c'est-à-dire du sommeil toxique, au sommeil physiologique; il est possible que dans les deux cas, les modifications ne soient pas de même ordre.

Il administra à des chiens des doses d'opium de 0,01 centigramme, 0,05 centigrammes et 0,10 centigrammes. Il constata l'hyperémie cérébrale dans le premier cas; dans le deuxième cas, l'hyperémie puis l'anémie; dans le troisième cas, la congestion veineuse et le coma.

Ces premières expériences furent suivies d'autres, entreprises sur les mêmes animaux au moyen de la respiration artificielle. Dès les premières manifestations du sommeil, HAMMOND ouvrait la trachée et commençait avec un soufflet ordinaire la respiration artificielle. Chez deux chiens soumis à l'expérience, la congestion initiale, prévue, disparaissait aussitôt; il y avait collapsus et les animaux tombaient dans un profond sommeil. Laissant alors les animaux respirer par leurs propres efforts, il vit la surface du cerveau s'engorger d'un sang noirâtre; dans ce dernier cas, la stupeur et la mort arrivaient rapidement. — Enfin, avec le chloral, HAMMOND observa, d'abord l'accroissement de la circulation cérébrale, puis la diminution; le réveil était marqué par la turgescence.

Cl. BERNARD (*in : Traité des anesthésiques*, 1875, 3e leçon), après avoir reproduit au Collège de France les expériences de DURHAM et de HAMMOND, conclut que les légères différences qui existent entre les résultats de ces auteurs ne portent que sur les détails. Mais on ne saurait en invalider les conclusions : « L'anémie cérébrale s'observe manifestement dans le sommeil anesthésique, qui peut être ainsi comparé au sommeil normal... Si l'on a quelquefois trouvé le contraire de l'anémie, c'est que, à l'anesthésie proprement dite, s'est joint un trouble circulatoire; l'anesthésie seule amène une anémie du cerveau. En résumé, dit-il, le cerveau est soumis à la loi commune qui régit la circulation dans les divers organes : la circulation augmente quand la fonction se montre plus active... Il est maintenant prouvé par des expériences directes que, pendant le sommeil, le cerveau, au lieu d'être congestionné, est au contraire pâle et exangue... Le cerveau ne fait pas exception à la loi générale » (Cl. BERNARD, *Revue des Deux-Mondes*, 15 mars 1872).

La cellule nerveuse ne peut fonctionner que grâce à la circulation; et son activité dépend de la quantité et de la nature du sang apporté. BROWN-SÉQUARD ayant injecté du sang par les carotides dans la tête d'un chien fraîchement coupée, vit l'activité renaître; le nom de l'animal ayant été prononcé par hasard dans le labora-

toire, ses yeux se dirigèrent du côté d'où partait le son
de la voix. Schiff reconnaît, d'après ses expériences
personnelles, qu'il y a afflux de sang et élévation de
température pendant toute manifestation de l'activité
du cerveau ; et qu'il y a déplétion vasculaire et chute
de la température pendant le repos de l'organe pensant.

Luys admettait une double action dans l'opium :
1° Sur la cellule nerveuse elle-même, par une modification inconnue de sa modalité ; 2° Sur les vaisseaux,
qu'il contracte pour les dilater ensuite. Il songeait à la
cellule nerveuse comme agent régulateur de la circulation encéphalique. Il faisait dépendre le sommeil d'une
modalité plus profonde, plus intime que ne le faisait
Hammond. Il disait : « En résumé, si l'on a toujours
discuté sur le sommeil, c'est parce que l'on a déplacé
la véritable question ; c'est un repos des cellules cérébrales, une période de frigidité et d'inactivité organiques, c'est : 1° un temps d'arrêt de l'activité cérébrale,
une usure de la force active ; 2° une ischémie cérébrale
par défaut d'éréthisme de la cellule, *qui ne peut plus
appeler le sang à elle*. C'est une raréfaction du courant
sanguin qui est le fait de la fatigue de la cellule. Le sommeil est l'expression du silence de l'activité cérébrale.
— Le cerveau de l'individu qui dort contient moins de
sang que celui de l'individu qui travaille... Il n'y a pas
que le cerveau qui dorme : le cervelet dort ; la moelle
allongée dort aussi. Les choréiques, les malades atteints
de paralysie agitante, cessent leurs mouvements pendant
le sommeil. La moelle doit être comprise dans les causes des phénomènes du sommeil. Le somnambule a des

parties de la moelle et du cerveau qui restent en activité... Dans les régions du bulbe, du nœud vital, qui
produisent l'activité' excito-motrice des muscles respi-
rateurs, il doit y avoir des centres d'activité qui ne dorment pas. On peut donc distinguer des centres d'activité
diurnes et des centres nocturnes; au moment de la
substitution de ces deux centres, on observe un phénomène extérieur, indice de la transmission d'une impression du bulbe au diaphragme : c'est le baillement. »
(LUYS, *Leçons de la Salpêtrière*, été, 1877). — WILLEMIN
(*in : Archives générales de Médecine*, mai 1877, p. 525)
reconnaissait que « les conditions physiques où se trouvent les cellules encéphaliques après une période d'activité modifient l'innervation vaso-motrice; les vaisseaux
cérébraux se contractent, l'afflux du sang diminue,
l'activité du cerveau est suspendue, on s'endort et la
réparation des éléments nerveux s'opère en toute
liberté. Le réveil est marqué par des phénomèmes contraires. » En résumé, cette théorie si généralement admise, revenait à dire que le sommeil provient de l'épuisement des fonctions nerveuses.

Le sommeil est successif dans les cellules, condition
essentielle à la vie. Il semblait rationnel d'admettre
avec LUYS l'activité cérébrale comme cause première de
l'hyperémie du cerveau que l'on remarque dans l'état
de veille; ce n'était pas une simple coïncidence; il y
avait relation de cause à effet; et l'effet, comme toujours, réagissait sur la cause.

En raisonnant par analogie, on remarquait que l'afflux
du sang dans les glandes salivaires était consécutive à
l'excitation des filets nerveux de la muqueuse voisine,

surtout à la stimulation de la branche linguale du nerf maxillaire inférieur, ainsi que le démontrait Ludwig ; que l'excitation de la muqueuse de l'estomac amenait par action réflexe une hyperémie marquée du viscère, et que dans les diverses glandes de l'organisme l'ordre dans lequel se succèdent les phénomènes était le suivant : excitation nerveuse, appel sanguin réflexe, activité fonctionnelle. Pour le cerveau, il y avait d'abord excitation de l'organe pensant, puis hyperémie ; la cellule nerveuse épuisée se régénérait par le sommeil et l'excitation devenait possible. La suractivité circulatoire était ainsi non pas le signal, mais la conséquence de la suractivité intellectuelle ; et le ralentissement de la circulation était ainsi non pas la cause, mais l'effet du repos cérébral.

Quoiqu'il en soit, il nous semble qu'on peut dire, avec le Dr Trénel (in : *Traitement de l'agitation et de l'insomnie dans les maladies mentales et nerveuses ;* Rapport au Congrès de Bruxelles, 1903) : « Il est, à l'heure actuelle, impossible d'accepter intégralement la théorie de l'anémie cérébrale comme cause du sommeil. On ne saurait trop répéter que cette anémie en paraît non la cause, mais la conséquence — c'est là l'opinion, en définitive, de Mosso, de Richet, de Binz, pour ne citer qu'eux — et les données thérapeutiques qu'on a tirées de cette hypothèse tombent d'elles-mêmes. »

MODIFICATIONS CIRCULATOIRES ET THERMOGÉNÈSE CÉRÉBRALE
LIÉES A L'EXERCICE DES FONCTIONS PSYCHIQUES.

Nous avons rappelé les quatre principales théories
du sommeil émises jusqu'à nos jours. Si nous avons
surtout insisté sur la dernière, c'est qu'elle paraît encore
à beaucoup de savants la plus acceptable, avec les
modifications qu'y ont apportées certaines observations
et expériences récentes. C'est en effet à cette hypothèse de l'anémie cérébrale pendant le sommeil qu'il
faut rattacher les expériences de Mosso sur les rapports
de la température et de la circulation du cerveau avec
les fonctions psychiques de cet organe. Les conclusions
du savant italien offrent un grand intérêt, bien qu'elles
aient été en partie contredites par BRODMANN (*Journal
für Psychol. und Neurologie*, t. I, 1902). Mosso constatait, dans ses premiers travaux, l'anémie cérébrale
pendant le sommeil et la congestion au réveil, avec
phénomènes pléthysmographiques inverses dans les
membres. Il avait d'abord, à l'aide du pléthysmographe,
établi que sous l'influence de sensations ou d'émotions,
dans l'attention, dans toute activité cérébrale, une
contraction des capillaires se produit à la périphérie ;
les membres diminuent de volume, le pouls est plus
fréquent et plus petit, tandis que le volume du cerveau
augmente grâce à la dilatation de ses vaisseaux.
D'autre part, GLEY démontrait que « l'influence vaso-
motrice à laquelle est due cette suractivité de la circulation cérébrale résultait elle-même du degré d'excita-

tion des cellules nerveuses réagissant sur l'innervation
vaso-motrice des carotides, pour les dilater ; ces artères,
recevant alors plus de sang, déterminent par les arté-
rioles et les capillaires une irrigation sanguine plus
active de la substance grise du cerveau. La circulation
éveille et entretient l'activité du cerveau, mais les
fonctions de cet organe, sensations, émotions, etc...,
modifient à chaque instant, à leur tour, la vitesse et
l'ampleur des courants sanguins. »

Ainsi, dit J. Soury dans la brillante critique qu'il
fait de ces expériences (*in : Le système nerveux central*,
1899, p. 1263), les « sensations et les perceptions, les
émotions et les sentiments, les idées et les jugements,
voire les états simples de sommeil et de veille, apparaissent alors comme la condition bien plutôt que
comme l'effet des variations de la circulation cérébrale,
encore que la possibilité d'une étiologie inverse des
processus psychiques nous semble toujours pouvoir
être maintenue dans certains états du cerveau, en
particulier dans nombre de cas pathologiques (lésions
destructives ou irritatives produisant soit de l'hémi-
plégie, soit de l'hémichorée ou athétose, ou épilepsie
partielle, etc...). »

Les conclusions de Schiff (1869-1870) sur les rapports de l'échauffement des centres nerveux avec l'activité psychique étaient déjà les mêmes. On savait
d'ailleurs, depuis Lavoisier, que la pensée est une
transformation de l'énergie ; elle est, comme le mouvement musculaire, un effet de l'action chimique et,
comme phénomène chimique, soumise au principe de
la conservation et de la transformation de l'énergie,

elle doit avoir un équivalent mécanique, physique, chimique; l'animal qui pense perd une partie de son énergie. Mais Armand GAUTIER objecte à cette théorie que dans l'hypothèse d'une transformation d'une partie de l'énergie calorique ou électrique en pensée, le cerveau devrait se refroidir..... Et il conclut que les phénomènes psychiques n'ont point d'équivalent mécanique, c'est-à-dire qu'ils ne dépensent pas d'énergie (d'après J. SOURY, *loc. cit.*).

On comprendra que nous ne puissions développer plus longuement ces opinions, dont la discussion n'est pas de notre compétence. Nous les signalons simplement pour montrer combien cette question des rapports de la circulation cérébrale avec la pensée ou la veille et le sommeil est complexe et pleine d'imprévu.

Mosso avait également établi, par des applications directes de thermomètres très sensibles que, dans l'état de veille, la thermogénèse cérébrale est relativement très considérable, supérieure même au développement de chaleur dans le muscle au repos; mais que le sommeil n'apportait aucune modification essentielle dans la température du cerveau (*Die Temperatur des Gehirns*, Leipzig, 1894). Ces phénomènes de thermogénèse, ces équivalents thermiques des processus psychiques, impliquent l'existence d'équivalents chimiques, physiques, mécaniques de la pensée. Les nombreuses expériences de Mosso sur l'action des excitants d'un côté, des narcotiques de l'autre, l'ont conduit à admettre que les doctrines qui voulaient expliquer le sommeil par des changements de la circulation sanguine ne suffisent plus, et que « la base des procédés psychiques est très probablement un phénomène chimique. » Les processus thermiques qu'il a mis en évidence impliquent l'existence de mouvements moléculaires dans les cellules nerveuses de l'écorce, c'est-à-dire des phénomènes chimiques d'où résulte toute activité psychique, toute vie de relation et de représentation (J. Soury).

Nous devons enfin noter un point intéressant dans les rapports de la circulation générale avec le sommeil : c'est la diminution de la pression sanguine. On a voulu rapporter certaines insomnies aux variations de cette pression. Dumas avait établi des manies et des mélancolies à hypo et à hypertension ; De Fleury a pensé pouvoir admettre semblablement des insomnies à hypo et à hypertension, et il dressa un tableau schématique des pressions artérielles correspondant aux diverses modifications du sommeil (Voir Trénel, *in* Rapport cité plus haut, p. 12).

Théorie histologique du sommeil. — Les nombreuses recherches faites depuis quelques années sur l'histologie du sommeil ont amené leurs auteurs à proposer une théorie qui offrirait un très grand intérêt, si elle n'était malheureusement qu'une hypothèse ingénieuse. Cette hypothèse a été émise par Mathias Duval (*Hypoth. sur la physiologie des centres nerveux ; théorie histolog. du sommeil*, Soc. de biol. 2 fév. 1895).

On sait que les ramifications des arborisations terminales d'un neurone ne sont pas en continuité avec les branches dendritiques d'un neurone voisin. Les deux systèmes de ramifications ne s'anostomosent point à plein canal, mais s'appuient l'un sur l'autre comme les surfaces osseuses d'une articulation. La chaîne des neurones est donc discontinue et ses éléments sont simplement juxtaposés et contigus ; il n'y a qu'une continuité physiologique. Ces notions nouvelles, depuis les travaux de RAMON Y CAJAL, ont suggéré l'hypothèse de l'amiboïsme des prolongements du neurone. En 1890, WIEDERSHEIM publiait des observations sur les mouvements amiboïdes des cellules nerveuses, qui permirent de concevoir que les connexions entre les neurones pouvaient varier à l'état physiologique. DASTRE exprima ce fait en disant que leur contiguïté présentait une certaine adventicité. En 1894, LÉPINE cherchait à appliquer ces notions aux paralysies hystériques (LÉPINE : *Sur un cas d'hystérie à forme particulière*, in : Rev. de médec. 1894, p. 713). Il proposait l'hypothèse que « l'interruption du passage de l'influx nerveux résulterait du défaut de contiguïté parfaite entre les ramifications des cellules..... Il ne paraît pas irrationnel de supposer, ajoute-t-il, que le sommeil naturel puisse être causé par le retrait des prolongements des cellules amenant ainsi l'isolement de celles-ci. » Mais ce n'est qu'avec beaucoup de réserve qu'il avançait cette hypothèse, et il terminait ainsi : « Qui sait si un observateur ne parviendra pas à saisir chez quelque animal inférieur, à l'état de vie, des mouvements dans les prolongements des cellules nerveuses ? Mon hypothèse acquerrait ce jour-là une base, et la pathogénie que je propose aujourd'hui, avec réserve, un commencement de démonstration. »

Ce fut cette hypothèse que Mathias DUVAL développa et fit, pour ainsi dire, sienne, l'année suivante (*loc. cit.*).

« Chez l'homme qui dort, dit-il, les ramifications

cérébrales du neurone sensitif central sont rétractées,
comme le sont les pseudopodes d'un leucocyte anes-
thésié, sous le microscope, par l'absence d'oxygène et
l'excès d'acide carbonique. Les excitations faibles portées sur les nerfs sensibles provoquent, chez l'homme
endormi, des réactions réflexes, mais ne passent pas
dans les cellules de l'écorce cérébrale ; des excitations
plus fortes amènent l'allongement des ramifications
cérébrales du neurone sensitif, par suite le passage
jusque dans les cellules de l'écorce et, par suite, le
réveil, dont les phases successives traduisent bien ces
rétablissements d'une série de passages précédemment
interrompus par rétraction et éloignement des ramifications pseudopodiques. » Et, étendant les applications
de sa théorie, M. DUVAL pense qu'on pourrait expliquer
semblablement les anesthésies et les paralysies hystériques d'une part, d'autre part, l'augmentation d'activité « de l'imagination, de la mémoire, de l'association
des idées », sous l'influence de divers agents (thé,
café) qui auraient sans doute pour effet « d'exciter
l'amiboïsme des extrémités nerveuses en contiguïté, de
rapprocher ces ramifications, de faciliter les passages. »

Les observations de WIEDERSHEIM, que nous rappelons plus haut, servaient surtout de base à la théorie
de M. DUVAL. Il invoquait celles du savant allemand
sur les mouvements amiboïdes de certaines cellules cérébrales de la *Leptodora hyalina* (Anat. Anz., déc. 1890).
J. SOURY fait également remarquer (*Syst. nerv. central*)
que, d'ailleurs, RABL-RUCKHARD avait déjà, au printemps
de cette même année 1890, exprimé les mêmes idées
que DUVAL dans un article du *Neurologisches Central-*

blatt (*Sind die Ganglienzellen amöboïd ? Eine Hypothese zur Mekanik psychischer Vorgänge*). Mais le savant français est d'avis, avec Kölliker que cela ne diminue en quoi que ce soit la part de M. Duval (et de Lépine) à l'hypothèse nouvelle.

Dans une seconde communication, M. Duval commente l'hypothèse ci-dessus de Lépine et sa supposition que les modifications des prolongements nerveux sont dues à des phénomènes chimiques du protoplasma cellulaire ; il émet l'avis que les cellules nerveuses peuvent présenter des phénomènes de chimiotropisme positif ou négatif, tels que ceux qu'on observe chez les leucocytes.

Enfin, plus récemment (*Revue scientifique*, mars 1898, et *Revue Neurologique*, 1899, p. 55), il songe à l'existence possible de *nervi nervorum*, qui seraient des fibres centrifuges commandant l'activité amiboïde des éléments nerveux et agissant sur l'articulation de deux neurones sensitifs selon l'état d'attention commandée par le cerveau.

La théorie de M. Duval, à l'exception de ses dernières hypothèses de 1898, se trouve longuement exposée et commentée dans la thèse de Pupin (Paris, 1896, n° 222). Il nous suffit, ici, d'en avoir rappelé les bases.

Nous ne pouvons davantage nous étendre sur les nombreuses critiques que cette hypothèse a soulevées de la part des savants les plus autorisés. Kölliker en avait tout de suite démontré les difficultés (1895) ; il a fourni contre elle une foule d'arguments. Cajal trouve qu'elle ne repose sur aucun fondement et lui oppose une série de faits. Jules Soury surtout s'est attaché à la combattre (*Archives de Neurologie*, 1897, t. III, p. 301.

Presse médicale, 1901, n° 47 ; et surtout *Syst. Nerv. Centr.*, p. 1624. Il la traite de « doctrine d'erreur » ; il rappelle (*Presse médicale*, 1901) qu'il n'a cessé de s'élever, avec Kölliker, R. y Cajal, Von Lénhossek, Van Gehuchten, Lugaro, contre « ces pures spéculations et ces simples rêveries dont on n'a fourni aucune verification expérimentale ». Mlle M. Stefanowska (*travaux de laboratoire de l'Institut Solvay de Bruxelles*, publiés par Paul Heger, 1900-1901) désavoue hautement l'opinion des savants qui ont cru voir, dans l'état perlé des dendrites, un état physiologique, Elle résume ainsi ses expériences, auxquelles J. Soury attribue une très grande valeur : « MM. Duval et Manouelian voient dans l'état perlé l'indice de mouvements amiboïdes exécutés par les cellules nerveuses. Les conclusions que j'ai tirées de mes propres expériences sont différentes. J'admets que les perles ne sont autre chose que des gouttelettes liquides, produites par une dissociation des substances protéiques. De plus, malgré des études patientes, je n'ai jamais pu observer de rétraction ni de raccourcissement des dendrites proprement dits. J'ai observé uniquement la rétraction des appendices piriformes, sous l'influence de chocs violents, dans l'électrisation du cerveau ou l'anesthésie profonde, qui n'est en somme qu'une forme particulière d'empoisonnement. En d'autres termes, la disparition des appendices piriformes était partout provoquée par des causes anormales. Par contre, chez l'animal profondément endormi après une longue marche, j'ai trouvé que toute l'écorce cérébrale présentait absolument le même aspect que chez les animaux éveillés et sains, c'est-à-dire qu'elle était exempte de perles, et que les appendices piriformes étaient étalés et nombreux. L'éthérisation ne modifie pas non plus l'écorce d'une façon évidente. Pour obtenir l'état variqueux dans le cerveau, j'ai dû toujours recourir à des moyens violents ».

Il est évident que nous ne saurions nous prononcer, ni émettre une opinion quelconque, en présence de discussions aussi autorisées. Nous n'avons aucune expérience personnelle à produire dans cet ordre de recherches ; et nos préférences ne pourraient être basées que sur des raisons de vraisemblance. Mais il nous semble que les célèbres anatomistes et les neurologues qui, à la suite de Kölliker, ont lutté de toutes leurs forces contre la théorie de M. Duval, ont peut-être exagéré la portée de cette théorie. Sans doute, comme le dit Kölliker et comme ne cesse de le répéter J. Soury, aucun fait expérimental ni d'observation ne peut être invoqué à son actif ; il est même probable qu'elle semble en contradiction avec la plupart des constatations ordinaires dans le sommeil normal, ainsi que l'affirme Mlle Stefanowska. Mais doit-on oublier que M. Duval a bien prévenu que sa théorie n'était qu'une hypothèse ? Le célèbre physiologiste n'invoque d'autres faits précis que les observations de Wiedersheim ; il avoue que les déductions constituent avant tout une vue de l'esprit. Ces déductions paraissent logiquement tirées ; leur application en est ingénieuse ; pourquoi donner à la théorie une importance et des prétentions qu'elle n'a point ambitionnées ? L'avenir, comme le dit Lépine, viendra confirmer ou infirmer l'hypothèse. Ne cherchons pas à détruire avant le temps cet essai d'in-

terprétation qui est du moins ingénieux. Ne savons-
nous pas qu'à l'origine de toutes les grandes découvertes s'accumulèrent les hypothèses et que les hypothèses
sont souvent le point de départ des recherches les plus
sérieuses ? Alors même qu'elles n'auraient d'autre portée que celle d'indiquer une voie d'expérimentation,
nous devrions, semble-t-il, faire crédit à celles qui sont
logiques et, en apparence, fécondes en déductions.

C'est dans ce sens que la théorie, toute hypothétique
qu'elle soit, de M. Duval, nous paraît, malgré ses con-
tradictions actuelles, pouvoir constituer une voie fé-
conde de recherches sérieuses. Elle n'est encore, sans
doute, selon l'expression un peu dédaigneuse de
J. Soury, qu'une hypothèse de *métaphysiologie*. Atten-
dons de l'avenir des lumières nouvelles sur l'histologie
et la physiologie du cerveau ; continuons à étudier et à
creuser leurs problèmes avec d'autant plus de ténacité
que les solutions proposées paraissent, aujourd'hui,
plus contradictoires. Les résultats déjà acquis dans
d'autres questions sont tels, qu'il nous semble logique
d'espérer que c'est par la méthode anatomique que la
solution du problème du sommeil se trouvera un jour ;
mais ce sera sans doute la chimie biologique, complé-
ment rationnel et obligatoire de l'anatomie, qui donnera
le dernier mot.

Deux théories nouvelles du sommeil. — Nous ne
serions pas complet, si nous ne mentionnions enfin deux
nouvelles hypothèses, tout récemment émises pour expliquer le sommeil. L'une est surtout clinique ; elle est
proposée par M. Salmon (*in : Revue de médecine*, 1906,
p. 363). La seconde est physiologico-chimique, et a

pour parrain M. Devaux (*in : Archives générales de médecine*, 1906, p. 903).

1° M. Salmon émet l'hypothèse que le sommeil physiologique est dû essentiellement à la sécrétion interne de la *glande pituitaire*. Pour l'établir, l'auteur groupe un certain nombre d'états pathologiques dans lesquels une modification de cette glande est suivie de somnolence ou d'insomnie ; il en déduit un rôle spécial pour le corps pituitaire. Ce groupement permet de se rendre compte que la somnolence s'observe dans : les tumeurs de l'hypophyse avec ou sans acromégalie ; le myxœdème ; la maladie du sommeil ; certaines intoxications et auto-intoxications, etc. ; bref, dans tous les états où existent une hypertrophie ou une suractivité fonctionnelle de la glande pituitaire. Au contraire, l'insomnie se rencontre dans toutes les affections caractérisées par l'atrophie, la destruction ou une insuffisance fonctionnelle de la glande : diabète, inanition, vieillesse, neurasthénie, certaines intoxications, etc... De ces faits, qui paraissent régulièrement observés, M. Salmon conclut au rôle de la sécrétion interne de l'hypophyse dans le sommeil.

2° La théorie de M. Devaux est plus complexe : elle fait intervenir les phénomènes d'osmose, pour expliquer que le sommeil doit être provoqué par le passage plus ou moins rapide, à travers les capillaires, d'une quantité importante d'eau, venant satisfaire la soif croissante des tissus. On sait que lorsqu'un corps osmotique avide d'eau comme le chlorure de sodium, l'alcool, l'urée, se trouve fixé par les tissus, elle provoque une transsudation de liquide vers le plasma qui entoure les éléments anatomiques, et qui est leur milieu nutritif ; l'eau attirée ainsi dans le plasma est fournie par les tissus et aussi par le sang. Il se produit donc une dilution de plasma interstitiel ; les distances moléculaires entre les principes nutritifs et les cellules sont accrues et la nutrition est ralentie ; quant au sang qui a cédé une partie de son eau, il devient plus épais, plus visqueux. D'où, ralentissement de la circulation capillaire, renouvellement moins rapide des globules rouges et de l'oxygène et, comme toujours, diminution de la sensibilité cellulaire. Que se passe-t-il quand se produit une rétention de substances osmotiques, avides d'eau, dans le cerveau ? Ces substances soutirent d'abord aux capillaires des centres une certaine quantité d'eau ; la circulation y est moins active, l'oxygène manque ; l'activité des centres s'émousse, l'état de conscience devient moins net, pour faire enfin place à la somnolence, et au sommeil. Ces substances osmotiques qui s'accumulent pendant la veille et provoquent ces phénomènes sont des produits de désassimilation des tissus. Plus nous veillons, plus nos tissus, à cause des dédoublements moléculaires résultant du travail du protoplasma, deviennent osmotiques et avides d'eau, et plus ils en réclament au sang. C'est au moment où l'équilibre isotonique entre le sang et les tissus tend à se rompre et où l'hypertonie croissante des plasmas interstitiels rend imminente la transsudation hors des capillaires de l'eau nécessaire, que nous passons à l'état de sommeil.

M. Devaux cherche des preuves indirectes à l'appui de sa théorie dans la physiologie de la circulation. Il estime que la diminution de la quantité du sang circulant est prouvée par l'hypotension vasculaire du sommeil

normal et provoqué (DE FLEURY - Mosso ; recherches
exposées plus haut). Cette diminution est prouvée aussi
par le fait qu'il passe moins de sang dans les capillaires
pendant le sommeil (sécrétion urinaire diminuée). Enfin
le pouls devient plus lent. Ces trois phénomènes permettent, dit DEVAUX, de conclure à la diminution de la
quantité du sang pendant le sommeil. — Pour prouver
le passage du liquide dans le plasma interstitiel.
M. DEVAUX invoque une expérience de DASTRE et LOYE,
reproduite par LANGLOIS. Ces auteurs ont constaté que
si on fait, pendant le sommeil chloroformique, le lavage
du sang par des injections massives de sérum, le
liquide injecté ne s'élimine notablement ni par les
reins, ni par les autres voies, mais s'accumule dans les
tissus : il se produit donc un faible courant osmotique
du sang vers les tissus, pendant le sommeil.

Telles sont les plus récentes hypothèses connues de
nous pour expliquer le sommeil ; nous les citons seulement à titre documentaire, puisqu'elles n'ont encore
point été démontrées, ni discutées. Elles ne nous permettent pas de modifier notre opinion, résumée plus
haut, et ne détruisent pas l'espoir que soit un jour
irréfutablement établie une théorie histologique éclairée
par la chimie.

CHAPITRE III

Des causes apparentes du sommeil et de l'insomnie.

Nous avons vu, dans le chapitre précédent, que la science ne peut encore proposer aucune théorie irréfutable du sommeil ; elle en est toujours réduite à des hypothèses, et si l'une d'elles, la théorie histologique, paraît pouvoir un jour être établie sur des bases certaines, grâce à l'appoint indispensable de la chimie, nous ne pouvons cependant fonder sur elle aucune étude complète du sommeil et de l'insomnie. Pour décrire et classer les causes du sommeil et de l'insomnie, il faudrait évidemment connaître leur nature ; faute de quoi, nous ne saurions nous occuper que des causes apparentes, de leur raison immédiate.

Mais, que l'essence même du sommeil réside dans un état d'anémie des centres nerveux, dans des modifications morphologiques des prolongements cellulaires, dans une diminution de la pression sanguine ; que ce phénomène physiologique se rattache à la sécrétion d'une glande ou à des phénomènes osmotiques, il est cependant utile d'en connaître les causes immédiates. Ce sont ces causes, ces raisons cliniques que nous allons passer rapidement en revue.

Les causes immédiates du sommeil sont extrêmement variées, et parfois semble exister entre elles une opposition complète. Mais il est facile de se rendre compte qu'elles agissent toutes de la même façon, en provoquant un épuisement passager du système nerveux central.

Les causes de l'insomnie sont tout aussi variées et parfois en opposition apparente. Elles se résument cependant en la production d'un état d'éréthisme de la cellule nerveuse.

L'anémie grave entraîne soit le sommeil, soit l'insomnie ; un état de débilité acquise ou constitutionnelle entraîne le sommeil ; celui-ci est souvent d'une durée exceptionnelle, de seize à dix-huit heures sur vingt-quatre. L'insomnie de l'anémie grave est toujours le signe d'une désagrégation fonctionnelle des centres cérébraux.

Les grandes hémorrhagies, d'après Hammond, produisent toujours le sommeil. Mais ici, il faut remarquer que les grandes pertes de sang entraînent des modifications pathologiques importantes du système nerveux. Elles sont suivies parfois d'excitation des centres ; elles peuvent provenir d'une altération du sang, ou bien être liées à une congestion relative de l'encéphale. Il est difficile de se rendre compte de la limite à partir de laquelle le système nerveux est atteint dans son inté-

grité fonctionnelle. Dans certains cas graves, l'hémor-
rhagie est suivie d'abattement et de sommeil calme ;
dans d'autres, la même perte de sang produit une excitation intense et l'insomnie.

Le froid peut entraîner la perte de sommeil, soit par
action réflexe dont le point de départ est la sensation
pénible qu'il occasionne, soit en raison de la congestion
légère du cerveau qui suit la contraction des vaisseaux
périphériques. Si l'action du froid est très intense, les
effets sont contraires : il y a compression mécanique
du cerveau et l'on voit se manifester successivement
les divers degrés de la congestion cérébrale : il y a
d'abord insomnie avec délire, mais bientôt après, somnolence invincible, suivie de coma et de mort.

Dans certains cas, des gaz, l'acide carbonique, l'azote,
dans une atmosphère privée d'oxygène, diminuent
l'excitabilité du système nerveux central et provoquent
un état particulier de somnolence. Autrefois, les premières traversées du Mont-Cenis en chemin de fer cau-
saient aux voyageurs cette sensation, qui disparaissait
aussitôt après la sortie du tunnel ; l'établissement des
ventilateurs a supprimé cet inconvénient.

On entend dire couramment que certaines substances, le café et le thé, l'alcool et le tabac, provoquent
l'insomnie ; il semble, en réalité, sans parler de prédis-
positions individuelles, que l'insomnie résulte dans ce
cas d'un usage mal entendu de ces substances et qu'on
se trouve alors en présence d'une légère intoxication,
dont l'insomnie est le principal signe. On peut encore
supposer qu'elles possèdent une action circulatoire et
entraînent l'insomnie par congestion légère des centres.

Les longues veilles, par leur répétition, provoquent
l'insomnie ; elle se manifeste à la suite de travaux intellectuels trop prolongés, d'une fatigue physique excessive. La perte plus ou moins absolue de sommeil provient souvent de nos affections morales, de nos passions,
de nos chagrins. Elle est liée encore plus fréquemment
à l'action trop vive des agents extérieurs sur les organes de la sensibilité et des sens. Dans les maladies
organiques du cœur, l'insomnie provient de l'action
défectueuse de cet organe. On la rencontre dans les
convalescences longues et difficiles. Dans la vieillesse,
elle paraît physiologique ; tandis que le petit enfant
dort presque sans interruption, on voit le sommeil
diminuer de durée et d'intensité à mesure que l'âge
augmente ; c'est que, dans la vieillesse, les combustions
sont moins actives, et le besoin de réparation moins
considérable. Enfin, l'insomnie est produite naturellement et comme par voie réflexe, par la douleur, la
fièvre, l'éréthisme des centres nerveux qui accompagne
leur congestion.

D'une façon générale, il y a, pour l'insomnie et pour
le sommeil, une question individuelle, les mêmes
causes pouvant entraîner chez divers sujets tous les
degrés de l'insomnie. On a parlé d'une insomnie héré-
ditaire, en citant des exemples de diminution progressive du sommeil au même âge chez les ascendants et
les descendants ; cette question, dit DÉJERINE, doit être
encore réservée. Quant au sommeil normal, chacun
connaît ses variations individuelles, pour lesquelles
l'hérédité ne paraît jouer aucun rôle : « Tantôt, dit
DÉJERINE (*in : Pathologie générale de* BOUCHARD), le som-

meil survient brusquement : c'est ce qui arrive chez les enfants ou après une grande fatigue intellectuelle ou physique chez certains sujets ; tantôt, et le plus fréquemment, le sommeil s'établit progressivement et régulièrement, annoncé par la lourdeur des paupières supérieures, par le tiraillement des muscles sous-hyoïdiens, par la torpeur cérébrale et les baillements ; les organes des sens suspendent leur activité, les hallucinations hypnagogiques de BAILLARGER se manifestent, la vie de relation s'efface. Certains s'endorment sitôt couchés, d'autres ne dorment qu'après un certain repos préalable ; les uns ont un sommeil lourd, insensible à toute excitation du dehors, les autres ont le sommeil léger et se réveillent à la moindre impression sensorielle... »

JANET a décrit une forme d'insomnie très spéciale, qui mérite une place à part et qui est peut-être plus fréquente qu'il ne croyait : c'est l'insomnie par idée fixe, dont il a donné un exemple intéressant (JANET : *Histoire d'une idée fixe* ; *Revue de philosophie*, 1894 et : *Névroses et idées fixes*, t. I, p. 354). Il s'agit d'une idée fixe subconsciente, qui se présente dans un rêve qui réveille la malade dès qu'elle s'endort (mort d'un enfant). La malade resta quatre mois absolument sans sommeil ; JANET rattache cette insomnie « dans certains cas, à des phénomènes de somnambulisme plus ou moins complets. » Certaines insomnies des enfants semblent aussi attribuables aux terreurs nocturnes.

On a tenté diverses classifications des causes de l'insomnie. WILLEMIN divisait ces causes en trois classes :

« 1° La cause habituelle est la persistance d'activité

des éléments nerveux, sous l'influence d'une excitation interne ou externe ;

2° L'insomnie peut dépendre d'une congestion active du cerveau, qui entretient alors l'activité fonctionnelle des cellules;

3° L'insomnie peut être le résultat d'un état d'éréthisme nerveux coïncidant avec l'anémie générale et provenant d'une modification de la modalité des éléments nerveux eux-mêmes. »

HAMMOND proposait une classification large et conforme à sa théorie :

1° Causes d'insomnie qui produisent une congestion absolue du cerveau ;

2° Causes d'insomnie qui produisent une congestion relative du cerveau.

FOUQUET divisait l'insomnie en symptomatique et en essentielle. Il donnait comme causes : 1° la douleur ; 2° l'anémie (épuisement, marasme, hémorrhagies) ; 3° l'altération du sang par un principe septique ; 4° la suractivité circulatoire ; 5° la folie, le nervosisme, l'hypocondrie.

Certains auteurs étudient l'insomnie chez les neurasthéniques, qui présentent la dissociation la plus remarquable du sommeil. BRISSAUD classe ces malades selon la forme de leur insomnie. (Voir : BRISSAUD, *Traité de thérap. appliq.*, f. XV, 2ᵉ partie, p. 240.)

Nous nous hasardons à proposer une classification exclusivement clinique, et dans laquelle nous nous sommes efforcé de faire entrer toutes les causes immédiates de l'insomnie. Nous considérons que la suppression du sommeil, d'après tout ce qui vient d'être dit et d'après nos constatations cliniques, est due à des causes qui agissent : tantôt uniquement sur le système nerveux ; tantôt sur les centres nerveux par suite de troubles circulatoires ; tantôt enfin sur les centres nerveux, par suite de troubles psychiques.

Les premières causes peuvent agir : soit sur les nerfs sensitifs, soit sur les nerfs sensoriels, soit sur les centres nerveux ; nous savons, en effet, que l'insomnie est due parfois à la seule douleur ; que dans d'autres cas elle relève d'impressions sensorielles, visuelles, auditives... ou de la sensibilité générale, qui dépassent la mesure et troublent le repos par leur seule intensité : ainsi une lumière trop vive, un bruit prolongé ou intense, etc... ; qu'enfin l'absence de sommeil est réalisée par de fortes émotions, des passions, des chagrins, sans que cependant l'on puisse songer à des troubles mentaux, et surtout par les névroses. Les secondes causes agissent sur le système circulatoire et provoquent l'insomnie : soit par des altérations qualitatives du sang, dans les intoxications (oxygénation insuffisante), dans l'anémie grave, etc... ; soit par des altérations quantitatives, dans les congestions absolues ou relatives du cerveau (classification de HAMMOND citée plus haut) ; soit par des modifications de la circulation générale, sans fièvre, dans les affections organiques du cœur.

Enfin, les troisièmes causes agissent sur les centres nerveux par les troubles des fonctions psychiques. Ici, nous considérons séparément : les troubles psychiques *sine materia*, ou du moins sans lésions connues à l'heure actuelle ; et les maladies mentales relevant d'affections organiques des centres nerveux (paralysie générale, lésions en foyers, démences). Dans ces deux classes, l'insomnie paraît bien résulter des désordres psychiques, qu'il y ait une lésion appréciable ou non.

Nous résumons ces données dans le tableau suivant :

I. — INSOMNIES PAR TROUBLES DU SYSTÈME NERVEUX.

    A. *Troubles des nerfs sensitifs :* Douleur.

    B. *Troubles des nerfs sensoriels :* Sensations objectives, dont l'intensité dépasse la mesure compatible avec le repos (lumière trop vive, son trop intense, etc.).

    C. *Troubles des centres nerveux :* Fortes émotions, passions, chagrins. — Névroses (neurasthénie, hystérie). — Epilepsie (rare).

II. — INSOMNIES PAR TROUBLES DU SYSTÈME CIRCULATOIRE.

    A. *Altérations qualitatives du sang :* Intoxications ; anémie grave ; insuffisance de l'oxygénation.

    B. *Altérations quantitatives du sang :* Congestions absolues ou relatives du cerveau.

    C. *Modifications de la circulation générale :* Affections cardiaques organiques.

III. — INSOMNIES PAR TROUBLES DES FONCTIONS PSYCHIQUES.

    A. *Troubles fonctionnels :* Maladies mentales *sine materia*, c'est-à-dire sans lésions connues.

    B. *Troubles organiques :* Maladies mentales à lésions connues (Par. génér. — lésions en foyers. — démences).

Il est aisé de se rendre compte que les causes d'insomnie se rattachant à la première classe ont pour caractère de provoquer l'éréthisme de la cellule nerveuse, état incompatible avec le sommeil. Les causes qui relèvent de la deuxième classe ont pour but de

modifier l'agent qui stimule les fonctions de la cellule
nerveuse, le sang. Quelle que soit, en effet, l'hypothèse
que l'on adopte pour expliquer le sommeil, il faut bien
reconnaître que dans ses anomalies, on doit rencontrer
des troubles de l'élément nerveux ; et, bien qu'on ne
soit point fixé sur la nature intime de ces troubles, il
est impossible de ne pas faire intervenir l'agent nour-
ricier, c'est-à-dire le sang ; dans certains cas de troubles de nutrition de la cellule nerveuse, l'insomnie peut
se rencontrer, et, effectivement, lorsqu'on se trouve en
présence de troubles circulatoires généraux, il y a presque
toujours des modifications du sommeil. Enfin les troisièmes causes peuvent être considérées comme agissant,
soit en augmentant l'éréthisme de la cellule nerveuse,
dans les maladies psychiques sans lésions connues, soit
en amenant dans le neurone des modifications plus ou
moins profondes allant jusqu'à la destruction. Nous
croyons fermement que la pathologie mentale, précisé-
ment par l'étude des psycho-névroses, des maladies
sine materia, pourra nous donner la clef du problème
du sommeil : lorsque le chimisme de la cellule sera
exactement connu, il est probable qu'il n'y aura plus
de maladies sans lésions ; et alors des symptômes d'une
importance capitale, comme l'insomnie, trouveront leur
explication. On ne sera plus contraint d'invoquer simplement l'éréthisme, expression sans signification ; on
saura pourquoi l'élément noble de la psychicité ne peut
plus exercer sa fonction de régulation.

La classification que nous proposons est donc purement clinique, ou même si l'on veut, simplement physiologique. Mais nous n'en avons point trouvé qui

puisse satisfaire à la fois l'anatomiste, le clinicien et le physiologiste. Elle nous paraît simplement pouvoir offrir quelque utilité en clinique et en thérapeutique.

M. Déjerine (in : Pathologie générale de Bouchard) avait proposé semblablement de ranger les causes de l'insomnie dans trois groupes : 1° Insomnies relevant d'une altération organique ou fonctionnelle du système nerveux ; 2° Insomnies symptomatiques d'une affection viscérale ou d'un état général dyscrasique; 3° Insomnies résultant d'une infection ou d'une intoxication.

Nous avons cru préférable de séparer les insomnies des maladies psychiques, quel qu'en soit le substratum, de celles qui agissent sur le système nerveux en entier à la façon d'un acte réflexe (notre première classe).

Au point de vue purement clinique, on peut encore diviser l'insomnie en : 1° essentielle ou idiopathique ; 2° symptomatique; 3° prodromique. Chacun de ces termes peut servir de désignation aux classes correspondantes de notre tableau, en considérant le troisième groupe (insomnies des maladies mentales) comme ayant une importance symptomatique et prodromique.

L'insomnie essentielle ou idiopathique aurait surtout pour cause tous les excitants possibles de la sensibilité générale. L'insomnie symptomatique aurait une importance diagnostique; elle serait le signe d'un état morbide plus ou moins grave, sans qu'on puisse préjuger de sa nature. L'insomnie prodromique enfin se manifeste souvent comme signe avertisseur très important dans certaines affections fébriles, et surtout dans les maladies nerveuses et mentales.

Quelle que soit la signification de l'insomnie, on peut

dire qu'elle est : absolue ou relative ; elle présente des degrés et des nuances, depuis le sommeil très léger jusqu'à l'agrypnie complète ; elle s'accompagne souvent de délire, en dehors des affections psychiques, lorsqu'elle a été persistante. On y rencontre alors : le sommeil pathologique, coupé de cauchemars ; le sommeil troublé par des cris et des mouvements réflexes incoordonnés ; le coma vigil de la fièvre typhoïde ; l'insomnie extatique des hystériques (visionnaires).

Selon ses degrés, l'insomnie provoque, d'une façon générale, dans les fonctions organiques, d'importantes modifications. Notons : l'accroissement des mouvements respiratoires au lieu de la respiration paisible du sommeil, se rapprochant du rythme des enfants, parfois de l'oppression ; l'excitation circulatoire, avec petitesse du pouls au lieu du calme et de la plénitude du sommeil ; le cœur se contracte plus vite et, semble-t-il, incomplétement. Ces deux modifications principales produisent un trouble notable de la calorification : la température périphérique baisse et la température centrale monte ; les fonctions digestives sont vite compromises et les veilles sont une cause importante de dyspepsies. Les fonctions génitales, passagèrement excitées au début, sont bientôt diminuées. Quant aux fonctions du système nerveux central, ce sont celles qui sont évidemment le plus troublées dans l'insomnie, car, quelle que soit la théorie que l'on adopte du sommeil, on se rend bien compte qu'il doit se produire une dénutrition rapide des cellules qui ne peuvent réparer leurs pertes par le repos.

Les sécrétions sont influencées par le sommeil ; pendant le repos, elles sont diminuées en quantité et modifiées en qualité : les produits de dénutrition du système nerveux, les phosphates, les sulfates alcalins, l'acide urique, l'urée, le chlorure de sodium, sont surtout produits dans l'état de veille, pendant que les muscles, les viscères et l'intelligence sont en pleine activité.

On peut donc dire que les grandes fonctions physiologiques sont constamment troublées par l'insomnie. On comprend, dès lors, en vertu de cette loi de pathologie générale que toute cause devient à son tour effet, que les troubles de ces fonctions puissent à leur tour provoquer des troubles du sommeil ; c'est la constatation que nous ferons plus loin en énumérant les maladies qui engendrent l'insomnie.

Nous désirions nous occuper uniquement, dans ce chapitre, des causes immédiates du sommeil et de l'insomnie ; nous n'avons donc pas à décrire certains phénomènes pathologiques qui consistent surtout dans l'exagération du sommeil : nous voulons parler de la narcolepsie, du sommeil hystérique (léthargie) et de la maladie du sommeil. Nous ferons remarquer seulement que ces troubles, quoiqu'un peu délaissés, pourraient sans doute fournir le sujet d'observations bien intéressantes. L'hystérie paraît jouer un grand rôle dans les deux premiers ; mais n'est-ce pas à la lumière des remarquables dissociations observées dans la grande névrose, que l'on a pu étudier un certain nombre de phénomènes normaux (sensibilité, mémoire, attention, volonté, etc...) ? Pourquoi le sommeil normal ne serait-il pas élucidé un jour par l'étude du sommeil pathologique et des insomnies des hystériques ? Quant à la maladie du sommeil, dont on s'occupe beaucoup aujourd'hui, peut-être les conclusions que prépare son étude fourniront-elles des arguments nouveaux en faveur d'une théorie rationnelle du sommeil normal?

CHAPITRE IV

De l'Insomnie en pathologie.

————

Nous dirons quelques mots seulement de l'insomnie
que l'on peut observer en pathologie chirurgicale; son
intérêt se réduit à un petit nombre de considérations.
Elle relève de la douleur ou de la fièvre, qui suivent
un traumatisme; ou encore elle se montre plus tard à
la suite de complications septiques. L'insomnie due à
la douleur, survient immédiatement; elle fait partie du
shock et disparaît en général à la suite des premiers
soins calmants; si elle persiste cependant, elle peut
être le prodrome de complications nerveuses, comme
l'hystéro-traumatisme, la neurasthénie traumatique, ou
même une forme de psychose chez les prédisposés.

La douleur agit : soit en provoquant un certain degré
de congestion cérébrale par la dilatation réflexe et
paralytique des vaisseaux, suite de l'anémie du centre
vaso-moteur de la moelle (Brown-Séquard, *Leçons de
physiologie*); soit en produisant l'excitation des nerfs

modérateurs (REGNARD, *Leçons sur la physiol. et la pathol. du syst. nerv.*, t. II).

Quant à la fièvre, elle a une action complexe et constante sur les fonctions des éléments nerveux : elle produit toujours une accélération de la circulation encéphalique, l'altération de la nutrition interstitielle, des troubles de l'hématose, et, au bout de quelques jours, un état d'affaiblissement et d'anémie plus ou moins grave. Lorsqu'elle survient plus tard, l'insomnie est due en général à des causes plus complexes ; mais on ne la rencontre guère que lors de complications septiques des plaies et elle relève d'une cause infectieuse, comme celles dont nous parlerons plus loin dans les intoxications.

Après les tentatives de suicide, on observe fréquemment l'insomnie et le délire ; CALMEIL différencie cette forme de celle qui est jointe au délire alcoolique. Dans les lésions du crâne, l'insomnie a souvent une signification grave ; elle est le prélude d'un délire violent, ou d'une complication méningée. La méningite, en effet, s'annonce par une insomnie persistante, du délire, des contractures des muscles de l'œil et de l'élévation de la température. Déjà, en 1535, RHAZÈS recommandait de lutter contre l'insomnie chez les malades porteurs de fractures du crâne (RHAZÈS, *Ad fracturas cranii*, 1535). Mais il ajoute que le sommeil trop prolongé est aussi fâcheux. Le même auteur observait également que la suppuration des plaies est plus abondante et de meilleure nature pendant le sommeil. Sans doute, cette remarque nous paraîtrait aujourd'hui hors de propos ; mais nous savons que les anciens favorisaient la suppuration

ou se contentaient de la modifier ; il y avait de bonnes
et de mauvaises suppurations. Si nous cherchons à ramener le sommeil chez les grands traumatisés, ce n'est
plus pour aider la suppuration ; cependant, cette remarque de Rhazès pourrait signifier de nos jours que le
sommeil favorise les pullulations microbiennes et
retarde la phagocytose. Cela est bien un effet du ralentissement de la circulation et l'insomnie consécutive
aux grands traumatismes serait un moyen de défense de
l'organisme, qui, d'ailleurs, ne saurait être conseillé,
pour d'autres raisons.

Chez les amputés, les chirurgiens tirent un pronostic
favorable d'un sommeil calme et naturel après l'agitation du début. Les forces de résistance du malade sont
en rapport direct avec la durée et la nature du sommeil ;
les symptômes fâcheux et les complications proviennent
très souvent de l'insomnie que provoquent des émotions morales, des fatigues, des écarts de régime des
blessés.

Dans la grossesse, on rencontre soit l'exagération,
soit la suppression du sommeil ; le plus souvent, l'insomnie existe dans les trois premiers mois, et accompagne les autres troubles *sympathiques*, que l'on attribue aujourd'hui à l'hépatisme. Il n'est pas rare que dans
le second tiers de la grossesse, le sommeil soit exagéré.
L'insomnie véritable, à la période des vomissements,
a une signification très grave et peut annoncer une
issue fatale pour la femme, si elle est liée à l'accélération du pouls. Dans les trois derniers mois, l'insomnie
relative est fréquente ; on peut l'expliquer par la gêne
apportée à la respiration et à la circulation, sans invo-

quer une altération du sang. De plus, la difficulté pour
la femme enceinte de trouver une bonne position de
repos est une raison d'insomnie dont il faut tenir compte.
Pendant le travail, il se produit dans certains cas rares,
des phénomènes intéressants. DEPAUL citait le fait d'une
accouchée qui, à chaque contraction utérine et non
dans les intervalles qui séparent les douleurs, était prise
de somnolence et présentait une anesthésie presqu'absolue; cet état se modifiait à la fin de la contraction.
Le travail ne fut point retardé, et l'accouchement se fit
sans que la femme s'en rendît compte. Enfin, on rencontre encore l'insomnie dans les suites de couches
pénibles. Elle relève alors, soit de l'augmentation de
l'éréthisme nerveux sous l'influence de causes morales
ou de la douleur; soit d'une complication septique, et
elle peut être alors le prodrome d'une fièvre puerpé-
rale : c'est souvent une insomnie « tranquille et raison-
nable » et ce caractère est grave.

Nous considèrerons maintenant l'insomnie dans les
maladies qui sont du ressort de la médecine.

Dans les fièvres, elle est un symptôme important ;
HIPPOCRATE l'avait déjà signalée et il appelait malignes
les fièvres où l'insomnie existe. Nous ne pouvons plus
être aussi absolus ; mais nous savons qu'à divers points
de vue ce signe est fâcheux dans les pyrexies. L'insomnie précède, accompagne ou suit la fièvre ; elle y
revêt des formes diverses. Elle est absolue et persistante, avec délire, quand la température est très élevée;
relative, avec des périodes d'assoupissement apparent
ou de subdélire quand le thermomètre monte moins.
Dans la fièvre typhoïde adynamique, elle peut prendre

la forme de coma vigil, ou bien la forme ataxique, dans
les complications cérébrales.

Avec les vertiges, les troubles digestifs, les cauchemars, l'insomnie est à noter dans la période prodromique de l'infection typhoïde ; elle n'est point pathognomonique, mais elle indique une atteinte grave du
fonctionnement nerveux central. Le médecin doit lutter
incessamment contre elle dans le cours de la maladie,
comme étant une cause importante de diminution de
la résistance. Dans le « *Traité des pronostics* » Hippocrate disait : « *Pessimum autem si neque noctu neque
interdiu dormiat ; nam aut ob dolorem insomnia adest
aut delirii affecturi hæc nota est.* » Dans sa traduction
du même auteur, Celse insiste sur cette constatation.
A. Paré disait également : « S'il y a quelque chose qui,
après la douleur, abatte les forces d'un fébricitant,
ce sont les veilles longues et immodérées. » (T. III,
édition Malgaigne.) Boerhave et Stöhl attachent aussi
une grande importance à l'insomnie dans les fièvres.
Sydenham parle de l'insomnie comme d'un symptôme
important et fâcheux dans l'épidémie de fièvre continue
qui sévit en 1661 et 1662 ; il constate son importance
dans ces cas, et dit : « Il ne faut pas beaucoup de
nuits passées sans sommeil pour abattre les forces du
malade, pour voir éclater le délire. »

Dans la fièvre typhoïde, les fonctions nerveuses sont
si souvent et si grièvement troublées, parfois dès le
début, que l'on a cherché de tout temps s'il n'existait
pas une lésion du cerveau ou de ses enveloppes, qui
pût rendre compte des faits observés (Lereboullet ;
Gazette hebdomadaire de médecine et de chirurgie ;

30 mars 1877) : « Dans la majorité des cas, disait cet
auteur, l'anatomie n'a constaté qu'une simple hyperhé-
mie du cerveau ; abstraction est faite des complications
cérébrales et rachidiennes et des lésions des tissus
consécutives à une altération purulente du sang »
(*loc. cit.*). On n'est pas plus avancé aujourd'hui ; il faut
se borner à constater le délire, souvent précoce, et un
état de somnolence ou de coma vigil, intermédiaires au
sommeil et à l'insomnie, qui peuvent persister jusqu'à
la fin, mais qui sont souvent le signe d'une terminaison
fatale. Si la guérison doit se produire, on constate une
atténuation dans l'état de sopor anxieux ; le sommeil
s'installe de plus en plus complet ; le cerveau est reposé ;
le malade s'intéresse à ce qui se passe autour de lui ;
les facultés se réveillent une à une. GRISOLLE avait déjà
noté tout cela et il enseignait que la typhoïde, évo-
luant après l'âge de 40 ans, donne rarement un délire
violent, mais plutôt du subdelirium et de la somnolence,
pour constituer la forme adynamique.

Nous remarquerons que, depuis la mise en pratique
d'un traitement moins déprimant (bains, lotions, au
lieu de la diète absolue des anciens), depuis que l'on
alimente les malades, les insomnies rebelles si souvent
notées autrefois sont bien moins fréquentes et tenaces.
HIPPOCRATE, qui, sur toutes les questions de la médecine, a devancé théoriquement de plusieurs siècles son
époque, disait déjà : « Sous l'influence d'une diète
trop prolongée, se manifestent l'anxiété nerveuse, l'insomnie, le délire, les troubles de la vue, les tintements
d'oreilles, les vertiges, une grande angoisse respiratoire.
L'ignorance ou la connaissance de ces choses produit

la mort ou le salut des malades ; *il est honteux de ne pas les reconnaître* » (HIPPOCRATE. *Œuvres complètes*, traduction LITTRÉ, t. II : *Du régime dans les maladies aiguës*, p. 317 et 319). Dans la convalescence de la fièvre typhoïde comme dans celle des autres maladies aiguës, le sommeil doit être calme, profond et prolongé, le réveil suivi du sentiment de bien-être ; le malade doit se sentir renaître à la vie (RABBERIE : *Accidents de la convalescence*, Thèse agrégation, 1870). Si le calme des premières nuits de la convalescence fait place à une nouvelle insomnie ; ou si le sommeil est troublé par des rêves pénibles, des cauchemars, il se produit au réveil des phénomènes d'abattement, un état saburral des voies digestives, qui nuisent à la reconstitution des organes ; on peut alors constater un état d'irritabilité ou d'anxiété aboutissant parfois au délire. Nous avons trouvé la description de ces délires de la convalescence dans une étude déjà ancienne de THORE : *De la folie consécutive aux maladies aiguës*, in : Annales de médecine et de psychologie, 1850. — TROUSSEAU faisait dériver presque tous les troubles intellectuels consécutifs à la fièvre typhoïde de l'état adynamique où une diète prolongée a conduit les convalescents. L'insomnie doit contribuer au même résultat ; les rechutes des maladies sont souvent dues à cette cause.

Nous ne saurions nous occuper du typhus, que l'on n'observe pour ainsi dire plus en France : mais ses prodromes étaient surtout marqués par l'insomnie, et celle-ci était encore un symptôme habituel de la période d'état ; les malades rêvaient sans dormir, déliraient, en proie à des hallucinations effrayantes ; cet état, analogue au somnambulisme, ne laissait aucun souvenir (GRISOLLE, *Pathologie interne*).

Dans la variole, l'insomnie se rencontre dans toutes les périodes et selon la gravité. SYDENHAM disait que dans la variole discrète, l'insomnie prolongée était une menace de « phrénésie ».

Le coup de chaleur des pays chauds est marqué, dans sa forme grave, par de la céphalalgie, de la lassitude, des vomissements, de l'anxiété épigastrique ; il y a de la fièvre et du délire, avec tendances au suicide. Mais dans les cas plus légers, avec fièvre, l'insomnie est un signe habituel, avec troubles nerveux variables. Dans les formes bénignes, les seuls symptômes sont l'insomnie et l'excitation nerveuse.

On rencontre encore une insomnie délirante dans la fièvre rémittente bilieuse de l'Amérique du Sud et de l'Inde ; elle est un signe prédominant de cette maladie, qui a de grandes ressemblances parfois avec la fièvre jaune. Dans cette dernière, l'insomnie est aussi un symptôme constant.

Dans la peste, il y a une insomnie incoërcible, qui est plus tard remplacée par la stupeur, puis le coma.

L'insomnie peut encore se rencontrer dans la rougeole, mais elle est rare, et en général le signe d'une complication méningée ou cérébrale.

Elle est, au contraire, constante dans la forme ataxique de la scarlatine, accompagnée de délire, ou de convulsions et de contractures chez les enfants. Lorsque, du quinzième au vingt-cinquième jour, l'insomnie se déclare brusquement et revêt une forme tenace, quand la fatigue et le malaise sont extrêmes, l'examen des urines devra être l'objet d'un soin constant ; leur diminution et la présence de l'albumine seront le plus souvent notées.

La suette miliaire est caractérisée, dans sa forme grave, par l'insomnie persistante et le délire : Les accidents nerveux, contractures, convulsions, soubresauts des tendons et des muscles en occupent le cours.

Dans la fièvre intermittente, il existe une insomnie périodique qui suit les mêmes intermittences que la fièvre ; elle est avec ou sans délire. La fièvre remittente des pays chauds, l'anémie de la cachexie palustre sont marquées aussi par une insomnie avec accidents nerveux.

La méningite a le plus souvent un début brusque chez l'adulte ; l'insomnie y est persistante, due d'abord peut-être à la céphalalgie, avec délire agité. Le délire n'est pas constant, il y a des moments de rémissions. Dans la seconde période, la douleur a disparu ; il y a surtout stupeur et somnolence, puis le coma. Si la guérison doit survenir, le sommeil normal est la première fonction qui se rétablit. — Chez les enfants, la méningite est précédée souvent par des convulsions ; il y a insomnie, avec contractures spéciales, puis convulsions et coma. Autrefois, on attachait dans ces cas une grande importance à la présence du phosphate de chaux dans les urines, pour caractériser l'encéphalite, la méningite ; il passait pour un produit de désassimilation du système nerveux, et était surtout abondant quand il y avait insomnie et excitation. On sait qu'aujourd'hui la ponction lombaire, qui donne le moyen d'examiner le liquide céphalo-rachidien, permet de porter un diagnostic plus scientifique.

La méningite des vieillards, fort rare, est aussi accompagnée d'insomnie, avec propos incohérents.

L'insomnie est le caractère essentiel du rhumatisme cérébral, avant la céphalalgie et les vomissements.

D'une façon générale, comme le signale DÉJERINE (*Pathologie générale* de BOUCHARD, t. V. p. 380) « les affections cérébrales douloureuses ou accompagnées de troubles vasculaires notables, engendrent l'insomnie : telles les méningites aiguës, les tumeurs cérébrales, la paralysie générale et surtout la syphilis cérébrale, où l'insomnie jointe à la céphalée acquiert une valeur sémiologique importante. » Dans cette dernière affection, on note en outre : de la surdité nerveuse, du strabisme, la perte de la mémoire, la paralysie des nerfs des 3°, 4°, 6° et 7° paires, la névrite optique avec amblyopie ou amaurose, la mydriase double et l'injection de la papille; mais l'insomnie y est un symptôme dominant. Dans la méningite tuberculeuse des enfants, l'insomnie se manifeste dès les prodromes : l'enfant est chagrin, inquiet ; le peu de sommeil qu'il retrouve est interrompu par des cris, des mouvements réflexes. Dans la seconde période, il n'y a plus de sommeil. On peut objecter ici que chez les enfants, la douleur est toujours accompagnée d'insomnie. Mais celle-ci est non moins constante dans la méningite tuberculeuse des adultes; le facies est caractéristique, avec l'œil dévié et hagard, le regard fixe et angoissé.

On a signalé l'insomnie dans une autre forme de lésion des méninges : la méningite cérébro-spinale épidémique, dont l'Allemagne vient de subir une nouvelle atteinte.

Dans l'albuminurie, l'insomnie se manifeste comme prodrome. Lorsqu'on est en présence d'une néphrite, on peut se demander comme Déjerine (*loc. cit.*) si la suppression du sommeil n'est pas liée à la pollakiurie ou à la polyurie qu'elle détermine. Mais, en dehors de cette cause mécanique, il nous semble qu'on peut attribuer l'insomnie à une cause circulatoire : l'obstacle rénal est un facteur d'augmentation de la pression sanguine et par suite de la congestion des autres organes et des centres nerveux ; n'observe-t-on pas des hémorrhagies nasales et autres ? De plus, au point de vue de l'importance prodromique de l'insomnie dans l'albuminurie, il y a place pour des réflexions intéressantes. En dehors des causes organiques de l'albuminurie, il y a des troubles nerveux : Monneret les avait admis ; Gubler l'avait rattachée à des lésions de l'isthme de l'encéphale. Il y a encore les lésions de l'encéphale et celles du grand sympathique. Celles-ci avaient déjà inspiré au professeur Tessier une communication importante en 1877 (Communication à l'Association française pour l'avancement des sciences ; *Sur l'albuminurie d'origine nerveuse*, 25 août 1877). Nous citons : « Des observations déjà nombreuses m'ont conduit à penser que les troubles nerveux qu'on observe si fréquemment au début des néphrites interstitielles peuvent être la cause et non l'effet de l'albuminurie... Il n'est pas douteux que des phénomènes nerveux graves ne puissent se montrer avant l'apparition de l'albumine dans l'urine. Tantôt ce sont des migraines pénibles et rebelles qui ouvrent la scène, tantôt ce sont des modifications plus ou moins profondes de la vue, des vertiges, *de l'insom-*

nie persistante, de l'inaptitude intellectuelle, de la mélancolie ou de l'hypocondrie, de la faiblesse des membres, de la gêne dans la miction, de l'agénésie, voire
même des phénomènes beaucoup plus graves, par
exemple, des congestions cérébrales ». C'est ainsi que
dans certains cas, où l'insomnie s'allie à des troubles
nerveux variés, on se contente souvent du diagnostic
de nervosisme, de neurasthénie, et quelque temps
après, l'analyse des urines dénote la présence de l'albumine en quantité parfois notable.

Dans l'ictère simple, dans l'ictère symptomatique,
l'insomnie avait été signalée par Graves, qui publiait,
en 1838, des *Leçons sur l'insomnie et son traitement*
(*in : Journal des connaissances médico-chirurgicales*). Il
ajoutait, d'ailleurs, que lorsqu'il y a faiblesse marquée,
les ictériques dorment trop ; et que, dans certains cas,
l'insomnie était suivie de convulsions et de coma, indice d'une mort prochaine. Gubler a signalé aussi l'insomnie dans l'ictère hémaphéique. Dans l'ictère grave,
l'insomnie est constante et augmente la dénutrition.
Concurremment avec les autres symptômes graves,
apparaissent souvent des troubles cérébraux, du délire,
calme d'abord, puis violent, furieux, alternant avec de
la somnolence et du coma. La maladie se termine dans
un état de prostration croissante ; les malades se cya-
nosent, s'éteignent lentement ou tout à coup. Quand
la terminaison est moins brusque, le retour d'un sommeil calme est du meilleur augure.

Il existe une insomnie, qui offre peu d'intérêt, chez
les personnes qui portent un tænia ou d'autres vers ;
elle est produite par une action réflexe.

5

Chez les syphilitiques, le début de la période secondaire est marquée par une insomnie, qui coupe un sommeil léger, rempli de cauchemars ; elle est liée à la céphalalgie bien connue de cette période, et aussi à la fièvre, à l'intoxication. Sans doute, cette dernière cause est la plus importante, car l'insomnie existe encore quand la fièvre a disparu ainsi que la céphalée ; les découvertes récentes des micro-organismes pathogènes de la syphilis permettraient d'assimiler cette insomnie à celle des autres maladies infectieuses. Certains auteurs admettaient encore une insomnie dans une période plus avancée de la maladie, alors qu'il n'y avait aucun accident apparent. Mais nous ne l'avons plus vue signalée par les auteurs contemporains.

D'une façon générale, et pour terminer ce qui a trait à l'insomnie dans les maladies infectieuses, nous dirons qu'en outre, l'insomnie produit, en affaiblissant l'organisme, en supprimant les périodes réparatrices de la cellule nerveuse, un état de réceptivité morbide qui ouvre la voie aux agents virulents et infectieux et à toutes les influences morbides. Le défaut de repos et de sommeil est une des conditions qui favorisent le plus l'auto-intoxication de surmenage. BOUCHARD a montré que le sommeil est l'état dans lequel la production des toxines est réduite au minimum. Travailller beaucoup et dormir peu, c'est favoriser au maximum la production des poisons organiques ; c'est favoriser l'auto-intoxication de surmenage.

Nous considèrerons maintenant l'insomnie dans les maladies nerveuses, puis dans les maladies mentales.

Maladies nerveuses.

L'insomnie est un symptôme dominant des maladies nerveuses. La réparation des centres nerveux ne pouvant absolument se faire que pendant le sommeil, ce symptôme aggrave toutes les affections de cette classe ; on la rencontre tantôt comme cause, tantôt comme effet des diverses névroses et elle acquiert dans certains cas une gravité devant laquelle toute autre inquiétude doit momentanément disparaître.

Il n'est pas discutable que les maladies nerveuses et mentales deviennent de plus en plus fréquentes et graves, à mesure que la civilisation progresse. Or, parmi les raisons pour lesquelles la civilisation provoque et aggrave ces classes de maladies, après le surmenage des centres nerveux, en corrélation avec la vie intensive, il faut faire une large place au déréglage du sommeil. Les infractions aux lois de l'hygiène chez la plupart des individus modernes, pour lesquels la lutte pour la vie est de plus en plus âpre, sont fréquentes ; il faut y joindre les déceptions, les grandes secousses morales, inhérentes à la concurrence effrénée qui nécessite une culture intellectuelle toujours plus étendue ; d'où découlent des pratiques d'hygiène souvent déplorables : nourriture prise dans des conditions quelconques, habitation dans des agglomérations malsaines, heures de sommeil et de veille mal réglées, interverties ou tronquées. La dyspepsie s'installe ; les centres nerveux, désormais mal nourris, et ne pouvant retrouver dans le repos le temps

de réparer l'équilibre compromis, réagissent d'une façon
anormale à des excitations inadéquates : l'état de *faiblesse irritable* est constitué. Dès les premières atteintes
portées à l'intégrité du système nerveux, existe une
insomnie, qui n'est symptomatique d'aucune lésion ;
c'est un simple désordre fonctionnel. Mais cette forme
d'insomnie, non liée à une maladie nerveuse et qui résulte de l'éréthisme nerveux, peut conduire à presque
toutes. Elle atteint d'abord les individus qui se livrent
d'une manière trop exclusive à l'étude ou aux plaisirs,
qui prennent sur leurs heures de repos le temps de les
augmenter, ceux qui sont en proie aux passions ou aux
chagrins ou à des préoccupations quelconques. Ces
causes sont toutes puissantes pour produire l'insomnie.
Il est intéressant de constater que, déjà au milieu du
siècle dernier, elles étaient connues ; HAMMOND en cite
plusieurs exemples chez des gens d'études et des négo-
ciants engagés dans des affaires hasardeuses ; il constate
que ces cas ne sont pas faciles à guérir et que l'hygiène
morale est plus efficace que la thérapeutique. Ces insomnies, dénommées essentielles, sont fort communes ;
elles passent souvent inaperçues, car les malades ne se
livrent pas volontiers au début. Le danger, d'ailleurs,
n'est pas dans le symptôme lui-même, mais dans les
suites qu'il laisse prévoir s'il persiste, et qui peuvent
aller jusqu'à l'aliénation mentale ou le suicide.

Lorsque les causes qui ont d'abord entraîné l'insomnie se prolongent, celle-ci devient habituelle ; les autres
signes de la maladie de BEARD apparaissent. BEARD ne
l'a décrite sous le nom de neurasthénie qu'en 1880 ;
mais longtemps avant lui, les auteurs en connaissaient

les symptômes et les descriptions ne différaient que par
le titre ; tous faisaient une large place à l'insomnie dans
les prodromes et dans le cours de cette névrose. Bou-
chut publia, en 1877, un livre sur le *nervosisme*, nom
qu'il donnait à la future neurasthénie ; il constatait que
l'insomnie y est habituelle et qu'une des conséquences
les plus frappantes de ce symptôme est d'entretenir et
d'aggraver l'état d'excitation du malade. Brachet l'avait
appelée *névrospasmie* et les allemands, *fièvre nerveuse ;*
tous reconnaissaient que l'irritabilité excessive du grand
sympathique, l'anémie, l'impatience et le besoin de
changer de place continuellement, avec l'impossibilité
de s'attacher à une occupation quelconque, relèvent
souvent de l'insomnie, et qu'un traitement dirigé contre celle-ci pouvait amener une amélioration. En Allemagne, où les cas de nervosisme aigu, de fièvre nerveuse, étaient fréquents dans les Universités, ils parais-
saient liés aux veilles, autant qu'à l'usage immodéré
des boissons fermentées, du tabac, qu'à une nourriture
mal comprise et qu'aux travaux intellectuels. Toutes les
causes débilitantes qui produisent les états d'anémie
passaient pour faire naître l'irritabilité nerveuse. Aujourd'hui, on n'est guère mieux fixé sur la pathogénie
de « cet ébranlement nerveux qui, comme dit Brissaud
(*in : Traité de médecine* de Brouardel-Gilbert) interrompt
l'apport de l'énergie fonctionnelle sans rien changer à
la constitution de l'appareil lui-même : telle la rupture
du circuit auquel une dynamo emprunte l'énergie électrique... La neurasthénie consiste en une diminution de
l'énergie nerveuse, soit dans les petits appareils périphériques des viscères, soit dans les grands appareils

centraux de la moelle et du cerveau. » Quant à la nature intime du phénomène, BRISSAUD adopte les conclusions de RÉGIS, qui admet qu'elle est le résultat d'un trouble de nutrition de l'organisme, c'est-à-dire un état toxique, et que les grands facteurs en sont : l'arthritisme (avec l'artério-sclérose), la syphilis, l'alcoolisme, les infections et intoxications quelconques, le surmenage, le traumatisme, etc... La neurasthénie, dit-il, « traduisant un trouble de nutrition des éléments nerveux, ne se sépare des maladies organiques du système nerveux que par les différences de gravité des altérations qui la produisent ». Cette façon d'envisager la neurasthénie, maladie dans laquelle l'insomnie tient une si grande place, nous permet d'entrevoir l'importance que peut revêtir ce symptôme dans les maladies nerveuses. Il semble que c'est chez les neurasthéniques que l'insomnie pourrait être le mieux étudiée, surtout dans la première période, où elle est plus isolée des autres symptômes. BRISSAUD se plaçant à ce point de vue, avait établi un certain nombre de formes d'insomnie chez ces malades ; il distingue :

1° Ceux qui, s'étant endormis, se réveillent dans le courant de la nuit sans pouvoir retrouver le sommeil ;

2° Ceux qui n'ont pas leur « premier sommeil » naturel, qui tardent indéfiniment à s'endormir ;

3° Ceux qui ont des « nuits courtes », qui s'éveillent au lever du soleil et ne se rendorment plus ;

Il est une autre affection nerveuse, que l'on peut encore ranger dans les névroses, du moins dans sa forme *sans délire*, c'est l'ancienne hypocondrie, dont MÉADA disait : « *non unam sedem habet sed morbus*

totius corporis est. » Dans l'hypocondrie, la question
du sommeil est très importante ; la maladie est franchement améliorée ou aggravée selon la quantité
d'heures de sommeil. L'insomnie rebelle est surtout
manifeste dans la forme gastro-entéritique, qui mène à
la cachexie nerveuse. On connait les rapports multiples
qui existent entre les troubles gastriques ou gastralgi-
ques et les névroses : il est probable, comme le disait
RENAUDIN, que « le sommeil brusquement interrompu
est préjudiciable à l'accomplissement des fonctions
digestives, dont le dérangement n'a souvent pas d'autres
causes ; on a vu des jeunes sujets tomber dans le
marasme et succomber à la suite de la privation de
sommeil. » HIPPOCRATE, auquel on nous excusera de
revenir souvent, parce qu'il témoigna d'un sens clinique vraiment merveilleux pour l'époque, décrivait ainsi
la dyspepsie nerveuse de l'hypocondrie : « Ceux qui
sont atteints de cette maladie ne peuvent demeurer
sans manger, ni supporter la nourriture. Lorsqu'ils sont
sans manger, leurs entrailles font du bruit, et l'orifice
de l'estomac leur donne de la douleur. Ils vomissent,
tantôt d'une sorte d'humeur, tantôt d'une autre ; ils
rendent de la bile, de la salive, des matières âcres, et,
après avoir vomi, il leur semble qu'ils vont mieux ;
mais lorsqu'ils ont pris de la nourriture, ils sont
travaillés de rapports et d'éructations ; ils ont le visage
rouge et une chaleur brûlante. Il leur semble qu'ils
doivent aller beaucoup du ventre, mais le plus souvent
ils ne rendent que des vents. Ils ont mal à la tête ; ils
ont les jambes pesantes et faibles » (*op. cit.*). Dans
l'hypocondrie, encore mieux que dans la neurasthénie,

il est donc indiqué, au point de vue thérapeutique, de ramener le sommeil ; souvent, les troubles digestifs seront, par ce seul fait, améliorés.

Dans l'hystérie, l'insomnie est fréquente et rebelle ; elle peut entraîner de graves désordres. Elle est souvent liée aux troubles digestifs, menstruels, aux vomissements. Elle est curable par l'hypnose, dans les cas simples ; tel n'était pourtant pas l'avis de LASÈGUE, qui disait : « Une volonté étrangère a une certaine puissance pour provoquer la léthargie cataleptique ; mais cette volonté a rarement le pouvoir de ramener un sommeil naturel » (*Cliniques*, 1873). Il est des hystériques chez lesquels le sommeil fait complètement défaut pendant des semaines entières. On trouvera des observations intéressantes de ce trouble chez les hystériques dans l'ouvrage récent de RAYMOND et JANET (*Les obsessions et la psychasthénie*) ; ces auteurs ont noté l'insomnie dans de nombreux cas d'hystérie, où elle était la conséquence apparente, soit d'idées fixes, ainsi que nous l'avons mentionné plus haut, soit d'un état aboulique, soit de crises de frayeurs. On a signalé, dans des cas analogues, des vomissements survenant après tous les repas, pendant toute la période de l'insomnie ; ils augmentaient quand celle-ci s'accentuait et diminuaient avec elle. On a noté aussi des perversions du goût ; mais on sait qu'elles sont habituelles dans l'hystérie. Plus remarquable est la fréquence de l'extase et des hallucinations, qui paraissent bien liées à l'insomnie. D'ailleurs, l'apparition d'hallucinations, surtout de la vue, paraît être un phénomène très général dans tous les états d'épuisement (fatigue, inanition, etc.),

comme le fait remarquer Trénel (*in* : Rapport cité plus
haut). Les expériences de Patrick et Gilbert (*Insomnie
expérimentale*, *in* : Psychological Review, septembre 1896)
et de Weygandt (Congrès de Halle, 1899, et *Neurolog.
Centralblatt*, 1899) que rapporte Trénel, paraissent
probantes :

« Ces expériences portèrent sur l'homme ; l'insomnie
absolue dura quatre-vingt-dix heures. Les sujets en
expérience étaient des médecins. L'un d'eux, à partir
de la deuxième nuit, présenta des hallucinations de la
vue ; il voyait le parquet couvert de particules mou-
vantes, soit appliquées sur le sol, soit situées à une
certaine distance ; l'illusion était assez intense pour
qu'il levât parfois le pied pour le poser sur la couche
ainsi formée. Plus tard l'air fut rempli de ces particules ; il voyait des essaims de moucherons rouges ou
noirs, et il lui arriva de tâcher d'attraper ces mouches.
Il y a lieu de noter que ces hallucinations ne se
déplaçaient pas avec les mouvements des yeux ; aussi
les auteurs admettent-ils qu'elles étaient d'origine centrale. Il n'y avait pas d'altération de l'acuité visuelle.
Les deux autres sujets ne présentèrent aucun symptôme
analogue. Les auteurs insistent sur certaines illusions
qui participaient du caractère du rêve : le sujet, ayant
vu un appareil d'où pendaient des ficelles, déclara
l'instant d'après qu'il avait rêvé d'hommes pendus ;
peut-être était-ce là bien réellement un rêve suscité
dans un court assoupissement par la vue de l'objet en
question. Les trois sujets présentaient, en effet, de
semblables assoupissements, malgré les divers moyens
qu'on employait pour les tenir toujours éveillés. L'in-

somnie fut très bien supportée, sauf par l'un d'eux,
qui, à la quatre-vingt-sixième heure, présenta transi-
toirement une température de 35°3, ce qui décida les
expérimentateurs à interrompre l'expérience. Les
sujets n'eurent pas besoin de regagner la totalité des
heures de sommeil perdues : ils n'en regagnèrent
respectivement que 16, 25 et 35, p. 100. »

Les expérimentateurs, PATRICK et GILBERT, obser-
vèrent dans ce cas d'autres phénomènes intéressants :
« Au point de vue somatique, rapporte TRÉNEL, ils
furent étonnés, à bon droit, de constater une augmentation de poids durant l'insomnie et une perte brusque
après le sommeil réparateur. Cette perte s'accusa
même dans un cas par une diminution de deux onces
par rapport au poids antérieur du sujet. En rapport
avec cette augmentation de poids existait un accroissement d'acide phosphorique et d'azote dans les urines,
proportionnellement plus grand pour l'acide phosphorique. (Il semble, dit TRÉNEL, qu'il n'y ait guère lieu de
tenir compte de ces derniers phénomènes, qui pouvaient être dus à l'alimentation et à l'absence d'exercice). » Et, plus loin, il ajoute : « L'apparition
d'hallucinations visuelles dans l'insomnie..... a une
importance particulière en raison de l'application que
nous pouvons en faire à notre sujet (traitement de
l'agitation et de l'insomnie dans les maladies mentales
et nerveuses). Il est loisible d'admettre qu'elle doit se
produire chez certains de nos malades, et chez eux, l'insomnie habituelle peut, en dehors même de l'épuisement physique qu'elle cause, avoir une influence directe
sur le développement du délire et de l'agitation. On se

trouve, chez certains de ces malades, en présence d'un cercle vicieux où l'agitation entretient l'insomnie, et l'insomnie exagère l'agitation. » (Rapport cité, p. 15).

C'est la remarque que nous avons déjà faite nous-même et nous en vérifierons la justesse plus loin. Il y a déjà longtemps, d'ailleurs, que Spilman (*De la monomanie religieuse*) et Sandras (*in : Des maladies nerveuses*, t. I, p. 454) avaient dit que la persistance de l'état hallucinatoire et de l'extase est du plus fâcheux augure dans ces cas, comme conduisant, tôt ou tard, à la folie partielle.

Dans la chorée, on a toujours remarqué que le sommeil naturel amène une sédation des mouvements convulsifs; et naguère, on signalait l'amélioration obtenue par l'hypnose. Le pronostic de cette maladie s'aggrave à mesure que la période de sommeil est écourtée par le désordre de la motilité. Marcé avait constaté dans certains cas des hallucinations limitées au sens de la vue et se déclarant le soir, dans l'état intermédiaire à la veille et au sommeil, et un délire consécutif, à forme maniaque, mais très rare et de pronostic grave. Le même auteur disait que l'insomnie avec oppression et anxiété, avec palpitations et réveil pénible et subit (?) se montre quelquefois comme une névrose intermittente (Marcé : *Mémoires de l'Académie de Médecine*, t. XXIV, p. 1). Ces phénomènes, chez les individus névropathes, chez les psychasthéniques, sont précédés ou suivis de troubles menstruels, hépatiques et gastriques.

L'insomnie se rencontre dans les cardiopathies; mais elle est souvent liée à l'existence de palpitations chez les nerveux. Cette relation avait été notée par JACCOUD, qui en expliquait ainsi la pathogénie : « Les actions nerveuses, dans un bon nombre de cas du moins, ne produisent pas les palpitations directement ; elles provoquent d'abord une modification vaso-motrice, qui est la condition pathogénique réelle et immédiate de l'hyperkinésie cardiaque. Les principales causes de cet ordre de palpitations sont la débilité constitutionnelle, l'irritabilité nerveuse (faiblesse irritable), les émotions morales, les travaux excessifs de l'intelligence, et certains états morbides qui agissent par action réflexe (palpitations réflexes) sur l'appareil nerveux du cœur ; ce sont, entre autres, l'hystérie, la gastralgie, les maladies utéro-ovariennes et l'helminthiase. Dans d'autres circonstances, les palpitations sont plutôt sous la dépendance des ganglions propres du cœur ; je ne vois pas d'interprétation plus satisfaisante pour les palpitations que produit l'abus du thé, du café, du tabac et de l'alcool. Il est enfin un groupe de cas dans lesquels l'hyperkinésie cardiaque peut être légitimement rapportée au trouble isolé du grand sympathique : je veux parler des palpitations qu'on observe dans le cours des maladies cérébro-spinales ; souvent alors la lésion est assez circonscrite pour qu'on puisse admettre, soit une action paralytique sur le bulbe et le noyau du pneumogastrique, soit une action excitante sur l'un des foyers du sympathique, en particulier sur le centre cérébro-spinal. A ce dernier ordre de faits doivent être rattachées les palpitations de la chorée. »

Aujourd'hui, on est mieux fixé sur la pathogénie des palpitations nerveuses, et par suite, on se rend mieux

compte de l'insomnie qui les accompagne souvent.
DÉJERINE admet d'abord les palpitations secondaires à
une affection viscérale : foie, estomac (dyspepsie), intestin (vers), qui relèvent d'une influence mécanique
(distension stomacale) ou de phénomènes réflexes ;
puis, les véritables palpitations nerveuses, qui résultent de désordres anatomiques ou dynamiques du système nerveux. Ces affections du système nerveux sont
les *névroses* et les *affections bulbaires*, dans lesquelles
les noyaux du pneumogastrique sont intéressés : ainsi,
la paralysie labio-glosso-laryngée, les hémorrhagies et
les ramollissements bulbaires, où elles sont le signe
d'une mort prochaine. Dans l'épilepsie, des palpitations
violentes peuvent survenir avant l'accès et constituer
une aura cardiaque. On peut les rencontrer dans la
neurasthénie, sous forme de crises intenses. Dans
l'hystérie, elles sont fréquentes, durent un temps très
long, et peuvent cesser subitement. Elles constituent
un des termes de la triade symptomatique de la maladie de BASEDOW ; elles sont fréquentes dans la tachy-
cardie paroxystique ; elles peuvent accompagner la
névralgie intercostale. — Quelles que soient les maladies où on les observe, les palpitations sont simples ou
intenses ; dans celles-ci, il y a oppression, angoisse,
parfois syncope consécutive (d'après DÉJERINE, *in : Pathologie générale* de BOUCHARD). Quelle que soit la cause
primitive des palpitations, elles entraînent l'insomnie
le plus souvent. Cette insomnie réagit sur le cœur et
les manifestations nerveuses sont aggravées.

L'insomnie se montre souvent rebelle et grave dans
d'autres états nerveux, qu'ils soient primitifs ou consé-

cutifs à des altérations du sang ou de la nutrition. On
l'observe dans le nicotinisme, l'alcoolisme chronique,
la morphinomanie. Cl. BERNARD pensait que la nicotine
agit sur le système vasculaire par l'intermédiaire du
grand sympathique. L'excitation nerveuse est ici la première cause de l'insomnie, à laquelle il faut ajouter
l'intoxication. Mais ces troubles du tabagisme doivent
être très rares ; nous n'avons pas trouvé d'observations
récentes vraiment probantes. Au contraire, dans l'état
de cachexie nerveuse que produit l'alcoolisme chronique, l'insomnie est opiniâtre ; on rencontre alors quantité d'autres désordres, témoignant d'une profonde
désagrégation nerveuse, et assez fréquemment des phénomènes épileptoïdes.

Chez les épileptiques, le sommeil ne donne point
lieu à des considérations particulières, et nous ne con-
naissons aucun travail important sur la matière. Les
accès ne troublent guère le sommeil et on sait que
l'épilepsie seulement nocturne peut rester longtemps
ignorée du malade lui-même.

Maladies mentales.

Les psychiatres sont unanimes à reconnaître que l'insomnie est un des symptômes les plus constants dans
les maladies mentales ; ils en proclament l'importance,
tant au point de vue prodromique que dans le cours de
ces maladies. Mais, dans nul traité de psychiatrie nous
n'avons trouvé une étude synthétique de l'insomnie.
Ce n'est point là une lacune ; les aliénistes considèrent

évidemment que cette étude n'aura sa raison d'être que lorsqu'on connaîtra la nature intime du sommeil ; an lieu d'une simple énumération des formes de l'insomnie, il y aura place pour un chapitre de pathologie générale, qui éclairera d'un jour tout nouveau la clinique mentale.

Nous nous bornerons nous-mêmes à passer en revue les affections mentales où l'insomnie joue un rôle, pour en faire saisir l'importance.

Nous avons déjà établi que l'insomnie persistante que l'on rencontre seule chez certains nerveux, peut ne pas rester *essentielle* ; elle contribue, avec les autres causes, à entraîner des perturbations profondes des fonctions nerveuses. Les centres nerveux qui président aux fonctions psychiques ne trouvant plus dans le repos quotidien les moyens de réparer leurs pertes, réagissent d'une façon anormale aux excitations ; parfois ils fonctionnent automatiquement ; les impressions sensorielles résonnent avec une intensité exagérée ; l'état de faiblesse irritable se constitue. Si, d'autre part, le malade, par son hérédité, présente des points de moindre résistance dans son système nerveux central, on observe des modifications importantes du caractère, du jugement, de la volonté, qui prennent bientôt le caractère morbide. L'aptitude à fixer l'attention diminue ; le travail cérébral devient impossible. Le malade a encore conscience de son état ; il peut parfois apprécier les progrès du mal ; les préoccupations qui en résultent réagissent sur l'insomnie, qui peut devenir absolue.

HAMMOND (*op. cit.*) cite plusieurs cas de ce genre. Il donne notamment l'observation d'un homme « d'une intelligence supérieure, écrivain distingué et élégant, qui vint le consulter pour une insomnie rebelle. Cet homme n'était plus satisfait de son travail ; il en discutait lui-même les imperfections, mais sans pouvoir y remédier. L'incohérence la plus absolue, la juxtaposition des mots les plus disparates et les plus sonores, s'y faisaient remarquer ; le malade n'était plus guidé que par le son ronflant de ses périodes. Persistant dans le travail et doué d'une grande énergie, il avait lutté contre le sommeil pendant des nuits entières. Le succès n'avait que trop tôt couronné ses efforts. La justesse des appréciations que ce malade portait sur toutes choses, son éloquence à défendre ses idées, la raison et l'intelligence qui semblaient présider à toutes ses conversations laissaient douter de l'exactitude de ses assertions. La vue de son manuscrit montra toute la gravité de son état et l'imminence des complications cérébrales ». Le sommeil que HAMMOND put rendre à ce malade, et l'hygiène rigoureuse à laquelle il le soumit, triomphèrent bientôt de l'insomnie, et lui permirent de se remettre au travail avec plus de ménagements.

Quelle que soit la forme d'aliénation mentale considérée, il est rare qu'elle s'installe d'emblée. Il y a généralement une phase de transition entre l'état sain et la folie, dont le médecin ne peut pas toujours se rendre compte. Mais parmi les causes qui agissent en dernier lieu et qui peuvent déterminer l'éclosion d'une forme de psychose chez un prédisposé, la longue privation de sommeil doit être placée en première ligne. RENAUDIN cite le cas des infirmiers de l'asile d'aliénés de Fains (Meuse). Ces hommes, en rapport continuel avec les

aliénés, dont l'agitation interrompait tout sommeil, devinrent d'un caractère irritable ; leur intelligence s'ob-
nubila ; ils devinrent d'une grande brutalité. Ce sont
là les premiers effets moraux d'une insomnie prolongée
ou d'un sommeil constamment interrompu, trop court
ou trop léger.

Chez une jeune fille admise comme infirmière à
Maréville, le même auteur put constater, à la suite
d'insomnies de quelques jours provoquées par la turbu-
lence de certaines malades, des symptômes plus graves, précurseurs d'un état mental alarmant : hallucinations, excitation, incohérence, difficulté de fixer
l'attention, besoin continuel de changer de place, inap-
pétence, fièvre et insomnie. « L'administration de
l'opium triompha heureusement de cet état inquiétant,
qui présageait sans doute un accès de manie, si l'on
n'avait pu y porter un prompt remède. »

L'aliénation mentale une fois constituée, l'insomnie
joue un rôle non moins grave. Renaudin disait que la
privation de sommeil, résultant de l'excitation constante du cerveau des aliénés, joue un rôle considérable
dans leur maladie. Elle n'est pas moins importante dans
les formes d'aliénation où se rencontre la dépression.

D'après le même observateur, c'est ordinairement
par l'insomnie que commencent les retours d'accès pé-
riodiques : un embarras gastrique en est le second
temps, et quand on observe les malades sujets à ces
intermittences, on est assez heureux quelquefois pour
faire avorter l'accès ou en atténuer les principales manifestations.

« Chez les malades à délire continu, dit-il, c'est

6

ordinairement aux insomnies intercurrentes qu'il faut
attribuer certaines recrudescences dans le délire. Avec
un sommeil réparateur, la maladie se réduit à une
sorte de virtualité abstraite où l'observateur superficiel
arrive facilement à s'en laisser imposer par l'apparence ;
le malade est calme, doux, attentif, inoffensif, et semble pouvoir impunément être rendu à la vie extérieure,
quand on l'observe à la surface ; mais si l'on cherche à
se rendre compte de la véritable situation de ces individus, on ne tarde pas à s'apercevoir qu'on a sous les
yeux une sédation momentanée, dont une insomnie de
quelques jours suffit pour faire perdre le bénéfice ».
Nous ne savons exactement ce que RENAUDIN entendait
par « délire continu » dans ce passage ; étant donné ce
qu'il en dit plus loin, cela semble être un délire chronique, une folie partielle, où les idées de persécution,
reposant sur un état hallucinatoire, sont d'autant plus
actives que l'état général favorise leur production. Nous
savons déjà que l'insomnie est provocatrice d'hallucinations ; nous admettrons donc volontiers que, dans les
délires chroniques, où les interprétations fausses relèvent d'hallucinations, celles-ci et, par suite, le délire,
soient aggravés dans les périodes d'insomnie. On observe, en effet, couramment, dans les asiles ce fait que
les délirants chroniques, surtout les systématisés, présentent des bouffées délirantes à l'occasion de toutes les
causes d'excitation des centres nerveux. Ainsi que nous
l'avons déjà remarqué, l'insomnie est ici effet autant
que cause : les malades ne dorment pas parce qu'ils
sont hallucinés, et leurs hallucinations augmentent
d'intensité parce qu'ils ne dorment pas.

L'insomnie est un caractère essentiel de la plupart des formes de l'aliénation mentale, surtout dans les périodes aiguës. Elle se présente avec un tel degré de persistance et d'opiniâtreté, que l'on voit des aliénés rester pendant plusieurs semaines et même des mois entiers, malgré les moyens employés, sans pouvoir goûter un seul instant de repos. Ces malades paraissent résister mieux que d'autres à l'insomnie opiniâtre ; cependant la terminaison, démence secondaire ou issue fatale, s'installe chez eux plus rapidement que chez ceux qui dorment.

« Le déliré, disait FALRET, se manifeste comme symptôme dans l'aliénation mentale, à la suite d'une modification durable ou passagère dans la manière d'être normale du cerveau ; il survient quand trop de sang excite cet organe. Ce symptôme se montre lentement ou brusquement à la suite d'une insomnie de quelque durée. »

Dans la forme rémittente de la manie, l'insomnie prélude souvent aux exacerbations. Dans la forme intermittente, lorsqu'elle apparaît pendant les intervalles lucides, elle ramène promptement le délire ; les intervalles lucides sont d'autant moins fréquents et durables que l'insomnie est plus habituelle.

BAILLARGER disait que, dans la manie, « qui est caractérisée par une excitation générale et permanente de toutes les facultés intellectuelles et morales, par la violence et le désordre en permanence, le malade est constamment privé de sommeil, soit dans la période prodromique, soit dans le cours de l'affection ; s'il s'assoupit, le sommeil est incomplet, intermittent, interrompu par des cauchemars pénibles ; la circulation est activée dans les centres nerveux. » Si l'insomnie persiste, disait Dagonet, elle « affaiblit le système nerveux et détermine une prostration, une sorte d'épuisement, qui a été suivie, dans quelques circonstances, d'une forme plus ou moins grave de stupidité, parfois même de démence paralytique. » Nous reproduisons ces opinions des célèbres aliénistes, bien que les termes qu'ils emploient n'aient plus le même sens aujourd'hui. Il n'en reste pas moins la profonde justesse de leurs observations. On tend à admettre de plus en plus qu'un certain nombre de cas de « manie » sont des épisodes, soit de la démence précoce, soit de la psychose maniaque-dépressive. L'école de Kroepelin, en Allemagne, élargit considérablement le domaine de la démence précoce, en se basant sur la notion que la plupart des anciennes manies et mélancolies ne restent jamais des entités cliniques isolées, mais constituent des épisodes de cette grande maladie ; si l'on a soin de suivre longtemps ces malades qui ont présenté un accès de manie ou de mélancolie et qui ont guéri, on constate dans la majorité des cas, que d'autres accès leur succèdent et qu'au bout d'un temps plus ou moins long, la démence s'installe, avec les caractères qu'elle revêt, parfois dès le début, dans ia démence précoce. D'autres fois, tel accès de manie, que l'on n'a observé qu'à la période d'état, apparaît comme étant la suite ou le prélude d'une crise de dépression ; puis l'ensemble des deux formes récidive à des intervalles variables, et l'on se trouve en présence d'une psychose maniaque-dépressive.

Mais nous ne pouvons, dans le sujet qui nous occupe, entrer dans les détails des classifications. Il nous suffit d'examiner ce qui se passe, au point de vue de l'insomnie, dans les principaux « états mentaux » morbides. Ces états se rattachent ensuite à telle ou telle affection, dénommée différemment selon les écoles ; il n'en reste pas moins leurs caractères cliniques ; et il faut bien reconnaître que ceux-ci ont été déterminés avec une précision remarquable par les anciens aliénistes français.

Si l'insomnie est habituelle dans les états maniaques, mais non constante, ainsi que le laissait entendre BAIL-LARGER, elle est encore plus fréquente dans les états mélancoliques. Ici, elle est due le plus souvent à l'angoisse, qui s'accompagne de troubles circulatoires ; de même que dans l'insomnie par idée fixe de JANET, les malades angoissés ne dorment pas parce que leur idéation est réduite à un petit cercle d'idées dont les caractères sont la douleur et l'obsession ; l'insomnie est encore ici cause en même temps qu'effet, car elle augmente la prostration en favorisant une dénutrition plus rapide.

Chez les *circulaires*, on rencontre plusieurs variétés d'insomnie, selon l'état mental du moment. On peut, chez ces malades, se rendre un compte exact des troubles du sommeil, en dressant des « courbes » analogues à celles que MICHELSON, élève de KROEPELIN, a observées dans le sommeil normal et dans celui des neurasthéniques, et que nous avons mentionnées plus haut (voir ch. II). Dans la folie circulaire, « les deux formes de la courbe se rencontrent : dans la période dépressive, les malades s'endorment difficilement, rêvent

beaucoup, se réveillent tard, avec une sensation de
vide dans la tête, et se sentent plus ou moins fatigués
dans la journée. Dans la période d'agitation, ils s'endorment vite et profondément et ne rêvent pas, mais
ils se réveillent vers minuit et commencent alors leur
tapage habituel. Souvent ils ont, par contre, de courts
moments de sommeil dans la journée. A ce propos,
Michelson avance que l'on peut tirer une indication
thérapeutique de ces constatations : dans la période
dépressive, il conseille de faire prendre au malade de
la paraldéhyde, qui agit vite, et dans la période maniaque, du sulfonal. Il a, en effet, éprouvé que la paraldéhyde donne un sommeil qui se rapproche du sommeil normal, mais il est plus profond et atteint plus
rapidement sa plus grande profondeur (dès le premier
quart d'heure), et les oscillations physiologiques s'y
retrouvent » (*in* : Trénel, *Rapport cité*).

Dans les *psychoses toxiques* et *infectieuses*, étant donnée l'influence qu'ont toujours sur le sommeil les intoxications et les infections, on pouvait s'attendre à
retrouver l'insomnie. Elle en est, en effet, un symptôme constant, à divers degrés. Régis décrit sous cette
rubrique générale trois états psychopathiques : *confusion mentale, délire onirique* et *démence précoce*, dans
lesquels il voit « les diverses modalités cérébrales sous
lesquelles se manifestent les infections et les intoxications. » Il étudie, sous le nom générique de confusion
mentale, ces états mentaux toxiques qu'il subdivise en :
1° Confusion mentale typique, comprenant une variété
simple ou asthénique et une variété délirante, ou *délire
onirique ;* 2° confusion mentale aiguë ; 3° confusion

mentale chronique, ou démence précoce. Nous rappellerons également sa définition de la confusion mentale, qui nous permettra d'en bien comprendre ce symptôme important, l'insomnie. Régis dit : « C'est une psychose généralisée caractérisée par une torpeur, un engourdissement *toxique* de l'activité psychique supérieure poussé parfois jusqu'à la suspension, accompagné ou non d'automatisme onirique délirant, avec réaction adéquate de l'activité générale et des diverses fonctions de l'organisme. » (*Précis de Psychiatrie*, 3ᵉ édition, 1906, p. 287.)

Dans la première variété de Régis, l'insomnie est un symptôme à peu près constant ; elle accompagne la céphalée du début, qui est ici la règle, contrairement à ce qui se passe dans les folies pures, où elle est rare. Cette céphalée se prolonge pendant l'accès et, selon le même auteur, persiste d'habitude plus ou moins longtemps après la guérison, « à la façon de ces reliquats céphalalgiques qu'on observe si souvent durant des années après les infections, typhoïde et grippe, par exemple. » L'insomnie suit la même marche, mais diminue d'intensité dans la convalescence. A la période d'état, elle persiste ordinairement pendant toute la durée, malgré l'existence fréquente de la somnolence. » Le ralentissement de l'activité psychique volontaire, allant jusqu'à la torpeur, s'accompagne toujours, même lorsque cette activité consciente paraît abolie, dans la stupidité, d'automatisme onirique, c'est-à-dire, de scènes de rêves s'imposant au sujet. » Dans la seconde forme du premier groupe de Régis, cette activité onirique domine la scène : c'est le *délire onirique*. Ici, ce symptôme naît

et évolue pendant le sommeil et reste exclusivement
nocturne, au degré le plus faible, cessant au réveil pour
reparaître le soir, avec l'assoupissement. « A un degré
plus marqué, dit Régis, il cesse encore au réveil, mais
incomplétement et se reproduit dans la journée, dès
que le malade somnole. Enfin, à son degré le plus
élevé, le délire ne cesse pas au matin et il se continue
le jour tel quel, comme un véritable rêve prolongé. »
Et l'auteur ajoute que ce n'est pas seulement un délire
de rêve, mais un délire de rêve morbide, de somnambulisme, d'état second. Dans cet état, où se trouve donc
la différence entre l'état de veille et l'état de sommeil ?
Il nous semble qu'on peut considérer ces malades, qui
jamais ne reposent, puisque leur somnolence est entièrement occupée par le rêve et que celui-ci se prolonge
tel quel dans leur pseudo-veille confuse, comme ne
présentant jamais de véritable sommeil.

Dans la seconde variété (Confusion mentale aiguë),
Régis distingue trois formes : la C. M. aiguë stupide
(stupidité) ; la C. M. aiguë agitée (Confusion hallucinatoire aiguë ; et la C. M. méningitique (délire aigu).
Dans la stupidité, où l'activité consciente est totalement
suspendue, toutes les fonctions physiques sont ralen-
ties ; certains malades ne dorment jamais ; du moins
l'état de stupeur continuelle ne ressemble en rien au
sommeil et ne peut être considéré comme un repos ; il y
a d'ailleurs dénutrition rapide. Dans la confusion hallucinatoire, dont le tableau clinique est si comparable
à l'état maniaque simple, l'insomnie est habituelle ; elle
est provoquée et entretenue par les hallucinations, qui
intéressent tous les sens et sont terrifiantes : « le ma-

lade vit dans un cauchemar perpétuel. » Quant au
délire aigu, il évolue entièrement sans sommeil : dans
la période d'invasion, l'insomnie est entretenue par la
céphalée intense ; quand l'état est constitué, l'agitation
violente, la fièvre, les convulsions, les contractures, etc.,
ne peuvent laisser place au repos, et le malade entre
rapidement dans le coma, par épuisement nerveux,
avec des signes de dépression bulbo-encéphalique.

Enfin, dans la troisième variété de Confusions mentales de RÉGIS, la *démence précoce*, l'insomnie est men-
tionnée dans la période prodromique, par DENY et ROY,
avec la migraine, l'anorexie, la constipation, les pous-
sées fébriles éphémères. Dans la période d'état, les
troubles du sommeil varient avec la forme considérée.
On sait que les formes ordinairement admises en France
sont les formes : catatonique — hébéphrénique — et
paranoïde. Dans la première (catatonie) on observe des
états de stupeur et d'agitation, accompagnés de négativisme, de suggestibilité et de stéréotypie. L'insomnie
est fréquente dans le négativisme, qui résulte d'une
inhibition aboulique, retentissant souvent sur les fonctions physiques ; elle s'observe également dans la stéréotypie, dont le caractère est la durée anormale des
impulsions motrices (contractures permanentes ou répétition d'un même mouvement). — Dans la forme hébéphrénique, où alternent des états de dépression et
d'agitation, avec délire polymorphe, confus, on rencontre fréquemment des troubles du sommeil et surtout
l'insomnie. Elle est jointe à la céphalée prodromique,
à l'anxiété, aux obsessions et aux phobies. Lorsque les
hallucinations apparaissent, l'insomnie est réalisée du

fait que celles-ci sont essentiellement mobiles et tenaces. — Dans la démence paranoïde, où KROEPELIN range
un certain nombre de formes, telles que les paranoïas
et les délires systématisés aboutissant à la démence,
l'insomnie est plus rare ; mais elle accompagne souvent
les hallucinations et les attaques hystériformes que l'on y
rencontre.

La période terminale de la démence précoce, ou démence totale, revêt la forme agitée ou la forme apathique. Dans la première, les malades sont en état d'action perpétuelle, avec gestes, actes, impulsions, toujours
les mêmes ; le cercle des processus psychiques se ré-
trécit de jour en jour ; l'insomnie y est fréquente, avec
l'allure qu'elle revêt chez les autres déments (agitation
réflexe, cris, impulsions à se promener dans le dortoir,
à frapper l'entourage). Dans la forme apathique, surtout consécutive à la catatonie, on peut encore observer
du négativisme et de l'insomnie ; mais celle-ci y est rare.

Dans le *délire systématisé progressif*, à la période
d'incubation, ou d'analyse subjective, de RÉGIS, ou encore d'inquiétude, de MAGNAN, on note du malaise
intellectuel, divers troubles vagues qui incitent le malade à s'analyser ; il y a surtout un sentiment de bou-
leversement mental et de fonctionnement automatique
du cerveau allant jusqu'à l'extériorisation inconsciente
de la pensée (hallucinations psycho-motrices de SÉGLAS).
Ces phénomènes ne vont pas sans une certaine angoisse, qui empêche parfois tout sommeil ; les délirants chroniques à cette période ne dorment presque
pas. Plus tard, le malade cherche la cause de ces troubles, et il la cherche en dehors de lui ; il attribue un

sens personnel de malveillance à tout ce qui se passe dans son entourage ; il essaye de réagir, et, rappelant les moindres événements de sa vie antérieure, il leur donne une signification hostile ; il en arrive à se croire l'objet d'une animosité secrète ; il éprouve déjà des illusions sensorielles, surtout auditives, des hallucinations. Tout ce travail mental s'accompagne d'anxiété ; la sphère psychique n'a pour ainsi dire aucun repos ; l'insomnie est habituelle.

A la seconde période, hallucinatoire, ou d'explication délirante, se place le délire de persécution, si bien décrit par LASÈGUE, en 1852 ; la systématisation s'accentue ; le délire devient de plus en plus précis : les hallucinations sont incessantes, deviennent psychosensorielles ; les voix insultent le malade, qui passe *tout son temps* à chercher à se protéger, d'abord par des plaintes aux autorités, ensuite par des actes personnels. Quelle que soit la forme que revêt alors le délire (mystique, jaloux, érotique, politique, etc.), la préoccupation constante du malade, les mille inventions qu'il met en œuvre pour se protéger, entraînent l'insomnie.

Le sommeil ne se rétablit qu'à la troisième période (transformation de la personnalité). Le persécuté est devenu un personnage important, dans le rôle duquel il se maintient ; il y a, dès cette période, une sorte d'accalmie dans le travail de déduction qui absorbait le malade jusqu'alors, et pendant de longues années on peut observer l'accomplissement normal des fonctions.

Les *psychoses des dégénérés*, constituées tantôt par des aberrations de l'ordre moral ou affectif, tantôt par des tendances purement instinctives (RÉGIS), ne prêtent pas à de nombreuses considérations au sujet de l'insomnie. On sait que les vésanies communes peuvent être toujours observées chez les dégénérés ; mais elles revêtent certains caractères particuliers qu'il n'entre pas dans notre plan d'énumérer. Nous retiendrons seulement que le délire y est plus restreint et la lucidité plus grande, que les rémissions et les guérisons y sont plus fréquentes et plus rapides, mais avec la quasi-certitude de récidives. Ces remarques nous permettent de comprendre pourquoi l'insomnie est plus exceptionnelle dans ces psychoses : c'est que, rarement la folie est généralisée et que dans presque tous les cas les centres psychiques ne sont que partiellement en cause. Les obsessions sont moins profondes, les idées fixes moins captivantes ; le cerveau des dégénérés ne saurait faire les frais d'une systématisation logique, comme dans le délire chronique. Il semble même que dans les psychoses instinctives, les fonctions physiques s'accomplissent avec plus de régularité, parce que leur action est moins entièrement sous la dépendance de la sphère intellectuelle.

Nous ferons à plus forte raison la même remarque à propos des *dégénérés inférieurs* (monstruosités de RÉGIS). Chez les imbéciles et les idiots le sommeil ne saurait manquer pour des raisons psychiques.

Dans les *démences* secondaires qui terminent les psychoses, si tant est qu'on doive les conserver en pathologie mentale [1], l'insomnie est d'observation cou-

---

1. On sait que l'école de Krœpelin a proposé une no‶velle clas-

rante. Tandis que les facultés se désagrègent plus
ou moins rapidement, que les délires perdent de leur
acuité et que les malades tombent progressivement ou
brusquement dans l'inconscience la plus complète, on
voit les fonctions organiques s'accomplir avec une régularité parfaite ; c'est la vie végétative qui s'installe, ou
plutôt qui reprend, comme chez le nourrisson. Mais le
sommeil seul est en déficit ; il est rare, léger, souvent
presque ou totalement absent. Dans les services d'aliénés, les quartiers de vieux déments sont presque toujours ceux où l'on dort le moins ; on voit des malades,
devenus grabataires et gâteux, présentant les appa-
rences d'une santé physique parfaite, qui sont en proie
à l'insomnie la plus absolue ; assez calmes et dociles le
jour, ils emploient les nuits à parler, à crier, à gesti-
culer, et cette variété d'insomnie est extrêmement
rebelle à toute thérapeutique.

Dans la *démence sénile*, l'insomnie est souvent complète. Elle s'explique ici par des raisons physiologiques :
nous savons tout d'abord que, chez le vieillard normal,
la quantité de sommeil nécessaire au repos des centres
nerveux est moindre que chez l'adulte, en raison surtout de la somme moindre de dépenses. De plus, les
conditions de la circulation artérielle sont modifiées :

---

sification, dans laquelle les démences secondaires, telles qu'on les
admettait jusqu'à ce jour, n'existent plus. D'après cette théorie,
vulgarisée en France par Deny, Sérieux, De Fursac et d'autres,
les démences vésaniques ou secondaires doivent être rayées du
cadre nosologique, parce que certaines n'existent pas et que les
autres font partie de la démence précoce, qui est une démence
primaire.

les vieillards qui ont conservé des artères souples et un cœur vigoureux sont l'exception ; l'artério-sclérose, pathologique ou physiologique, a transformé les vaisseaux en « tuyaux de pipe » ; on conçoit que l'irrigation cérébrale soit plus ou moins troublée ; la déplétion des vaisseaux est incomplète ; le cerveau des vieillards, grâce à un certain degré de stase, est toujours dans un état de congestion passive, qui peut expliquer en partie la persistance de l'état de veille, si l'on admet la théorie anémique du sommeil. Si la théorie histologique pouvait être invoquée, on comprendrait encore mieux que les expansions dendritiques des cellules nerveuses du vieillard ne soient plus douées de la même contractilité, et que, par suite, les mouvements amiboïdes ne se produisent plus pour amener l'état de sommeil.

Dans les délires qui relèvent des *intoxications*, par l'*alcool*, par le *plomb*, par la *morphine*, l'*éther*, dans les psychopathies de la *pellagre* et du *paludisme*, on observe l'insomnie comme un des principaux symptômes. D'une façon générale, on peut dire qu'elle est liée ici aux hallucinations et surtout à celles de la vue. Les hallucinations visuelles sont, en effet, la caractéristique des délires toxiques ; de plus, elles se produisent surtout la nuit et sont terrifiantes.

L'alcoolisme est le grand facteur de ces hallucinations ; nous n'avons en vue, bien entendu, que la psychose alcoolique et non l'ivresse. Elle présente trois degrés : subaigu, aigu et suraigu. La psychose subaiguë est un épisode fréquent de l'intoxication chronique. « Elle est constituée par le délire onirique avec un fond plus ou moins marqué de confusion mentale. L'ac-

cès débute, en général, par l'altération du sommeil,
qui devient pénible et troublé par des rêves... LASÈGUE
a dit qu'avant de délirer, l'alcoolique commence toujours par mal dormir et que son délire n'est qu'un *rêve
éveillé ou de jour*, qui fait suite au rêve endormi ou de
nuit, et le continue, non seulement au point de vue
psychique, mais aussi chronologique. »(RÉGIS.) Les hallucinations y jouent le rôle principal ; elles consistent
en visions d'animaux, de morts, d'assassins ; elles suffisent à expliquer l'insomnie, mais celle-ci est certaine-
ment due pour une égale part aux symptômes physiques, tels que la céphalalgie, les crampes, fourmille-
ments, hyperesthésies, convulsions, etc... L'accès de
délire subaigu dure quelques jours seulement ; et « de
même que la perte du sommeil avait marqué le début
de l'accès, de même son retour en marque la terminaison. » (*Ibid.*)

La psychose alcoolique aiguë de RÉGIS se manifeste
sous la forme de confusion hallucinatoire aiguë, dont
nous avons parlé plus haut, et qui, comme toutes les
formes de confusion, est commune à plusieurs intoxications on infections : l'insomnie y est absolue. Sous
une forme différente, la psychose aiguë constitue le *delirium tremens*, où le sommeil est également totalement
supprimé.

Dans la psychose alcoolique suraiguë, les signes sont
encore plus accentués ; mais il peut se produire un état
de stupeur, avec somnolence, ou une très vive agitation avec hyperthermie semblable au délire aigu ordinaire.

La *psychose saturnine*, de plus en plus rare depuis

que l'on commence à mettre en pratique certaines données d'hygiène sociale, est caractérisée également par
un délire onirique avec confusion mentale, plus ou moins
intense. Le trouble du sommeil en est le premier sym-
tôme et persiste pendant les dix ou quinze jours que
dure la maladie.

Le *morphinisme* est la cause d'une forme de psychose
à allure confuse, où dominent les troubles de la volonté ; il y a des hallucinations de la vue, des angoisses,
des terreurs nocturnes, de la dépression : « Le sommeil
est constamment troublé et dans certains cas presque
nul ; tout au plus se produit-il alors dans la journée
une tendance à la somnolence, mais n'aboutissant pas
au repos. » (RÉGIS.) Pendant la cure du morphinisme,
l'insomnie est complète comme phénomène d'absti-
nence.

Dans les autres intoxications (éther, cocaïne, oxyde
de carbone, tabac, etc..., etc...), les véritables délires
sont plus rares ; on observe le plus souvent des épisodes
de délire plutôt qu'une psychose. Dans ces périodes,
les hallucinations sont fréquentes surtout celles de la
vue ; et l'insomnie y revêt la même forme que dans les
délires précédents.

Dans la *pellagre*, existe une psychose à allure de confusion mentale avec dépression, ou de délire onirique,
qui se traduit au début par de l'insomnie, relevant des
idées délirantes de damnation, de persécution, etc...,
ou des rêves terrifiants.

Dans le *paludisme*, les troubles mentaux que l'on
observe se rattachent aux névroses ou bien sont asso-
ciés à des délires, pour constituer des psycho-névroses.

On y rencontre l'insomnie, jointe aux hallucinations et à l'onirisme. Ces mêmes phénomènes existent à l'état plus aigu dans les troubles psychiques des accès fébriles, où ils peuvent revêtir l'allure de ceux du délire aigu.

Si l'insomnie est si fréquente dans tous les délires toxiques, on comprendra combien elle doit l'être également dans les *auto-intoxications*. Nous avons déjà dit, d'autre part, que l'insomnie était une des conditions qui favorisent le plus l'auto-intoxication de surmenage, le sommeil étant l'état dans lequel la production de toxines est réduite au minimum. L'absence de repos sera donc ici aussi la cause, en même temps que l'effet des délires des auto-intoxications. Nous n'insisterons pas sur la physionomie de ces délires. Les psychopathies des auto-intoxications, quels que soient les poisons qui les engendrent, dit Régis, comportent des altérations du système nerveux et des symptômes analogues à ceux des autres intoxications : « Il existe, ajoute cet auteur, une véritable formule clinique des psychoses d'intoxication, les réunissant dans une grande famille nosologique ». Les types fondamentaux se résument en la confusion mentale avec ses diverses modalités. Nous retrouvons donc, dans les délires des auto-intoxications, les mêmes troubles du sommeil que dans cette maladie, et nous savons qu'en particulier l'insomnie est la règle générale.

Nous en dirons autant des psychoses qui surviennent, à titre transitoire, dans les infections (fièvres infectieuses, éruptives). Leur type est encore la confusion mentale, et l'insomnie est au premier rang des symptômes, liée aux hallucinations et aux rêves terrifiants.

Enfin, dans les *infections chroniques*, la syphilis, la

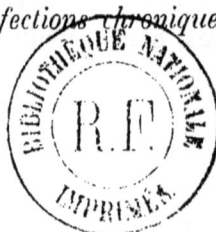

7

tuberculose, le cancer, les troubles mentaux sont fréquents, du type dépressif dans la syphilis, du type expansif avec euphorie dans la tuberculose; mais quand ils revêtent l'allure de psychoses, c'est la confusion mentale, avec hallucinations visuelles le plus souvent, qui est la forme habituelle. On ne saurait donc, à leur sujet, que répéter ce qui a déjà été dit.

Dans les *maladies du système nerveux*, dont nous n'avons pas parlé au paragraphe des maladies nerveuses, parce que l'insomnie que l'on y observe est toujours liée à des troubles mentaux (sauf lorsqu'elle est due seulement à la douleur), les troubles du sommeil sont fréquents, tenaces, et réagissent constamment sur la lésion pour l'aggraver. Dans les abcès du cerveau, l'insomnie est jointe à la fièvre et à la céphalée. Dans les tumeurs de l'encéphale, elle varie d'intensité suivant les régions affectées; la somnolence est habituelle, mais on observe fréquemment une sorte de somnambulisme (DUPRÉ), d'état second onirique (RÉGIS), dans lequel les impulsions, les idées de persécution, entraînent l'insomnie.

L'artério-sclérose cérébrale est un grand facteur de troubles psychiques, en raison de la dénutrition chronique et progressive de l'encéphale; on y rencontre l'insomnie dans toutes les formes.

Nous avons déjà expliqué pourquoi la privation de sommeil devait entrer dans la symptomatologie des *cardiopathies*. Lorsqu'elles s'accompagnent de troubles mentaux, ceux-ci sont le plus souvent de nature dépressive, allant jusqu'à la stupeur; il y a des hallucinations nocturnes, avec insomnie.

Dans les *hémorrhagies cérébrales*, *les ramollissements*, les troubles psychiques postérieurs à l'ictus sont constitués par de la dépression, des hallucinations confuses, et le plus fréquemment par une agitation automatique, plus marquée la nuit que le jour.

La *paralysie générale* compte l'insomnie comme symptôme très important dans la période d'incubation : « Le sommeil est souvent mauvais, pénible, coupé de rêves et de cauchemars, de crampes, de soubresauts, de convulsions, de sueurs abondantes, et s'accompagne dans beaucoup de cas, dès ce moment, d'une respiration difficile, saccadée, avec des pauses, des temps d'arrêt, suivis de secousses brusques et d'expirations plaintives » (RÉGIS). A la période d'invasion, le besoin excessif et incessant d'action, l'excitation motrice réflexe continue sont incompatibles avec le repos nocturne : on ne voit jamais ces malades dormir et comme, d'autre part, ils paraissent encore en possession de toutes leurs facultés, l'insomnie est un symptôme important. Quand les premiers signes de la maladie constituée se sont montrés, au début de la période d'état, le malade retrouve un peu de sommeil ; il y a même une période de somnolence continuelle. A la seconde période, quand tous les symptômes s'accroissent, il existe des signes plus marqués de congestion cérébrale, et il peut survenir des attaques épileptiformes ou apoplectiformes. Or, l'insomnie, si elle a été un symptôme dominant, a contribué à amener des modifications dans l'état même du cerveau et des méninges, par les troubles circulatoires et de nutrition qu'elle entraîne. Ces modifications, qui constituent les lésions que l'on rencontre à l'autopsie, sont donc directement ou indirectement liées à la durée et au caractère de l'insomnie. Le pronostic, en tant que durée de la maladie, sera évidemment influencé par les phénomènes qu'offrira le sommeil du malade et la gravité immédiate de la persistance de l'insomnie. Bayle disait déjà : « Les lésions constantes que l'on retrouve après la mort sont caractéristiques d'une inflammation chronique comme celle que l'on observe dans l'inflammation des membranes séreuses, telle que la pleurésie : épaississement, induration, adhérences pathologiques, exsudations pseudo-membraneuses, épanchement de sérosité ou de sang ; la substance corticale est prise aussi. L'encéphalite est la cause première des symptômes, jointe à la méningite ; celle-ci précède même souvent l'encéphalite. »

Aujourd'hui, on n'est pas encore d'accord sur l'ordre d'apparition des lésions fondamentales ni sur leur importance respective. On admet généralement que l'encéphalite est primitive ; mais dans celle-ci, quelles sont, des lésions parenchymateuses et des lésions interstitielles, les premières en date ? Le débat reste ouvert ; mais n'est-il pas préférable de dire, avec Dupré, qu'il est inutile de discuter sur la priorité des unes ou des autres ? « La lésion de l'un des éléments anatomiques n'est pas subordonnée à la lésion de l'autre ; l'atteinte de tous les éléments se produit à peu près simultanément, mais inégalement, suivant les aptitudes réactionnelles de chaque élément devant l'agent morbifique. » En ce qui concerne notre sujet, il nous suffit de remarquer que des accès répétés de congestion cérébrale amènent, par irritation plus fréquente, une altération plus rapide de la substance corticale ; or ces accès sont d'autant plus nombreux que l'insomnie est plus complète. Nous pouvons donc dire, au point de vue du pronostic de la paralysie générale, que, plus les périodes d'insomnie sont fréquentes, plus la rapidité dans la marche de la maladie est accrue, et plus le pronostic est grave.

Nous n'avons rien à dire de spécial sur les psychoses liées au *tabes dorsalis*, à la sclérose en plaques, à la syringomyélie et à la maladie de Parkinson, au point de vue de l'insomnie. Les troubles psychiques que l'on observe dans ces maladies des centres nerveux n'ont aucun caractère particulier ; ce sont des mélancolies, des accès maniaques, des confusions surtout ; et les troubles du sommeil n'ont pas une marche différente de ceux que nous avons déjà décrits dans les formes mentales typiques.

Nous résumerons cette énumération un peu aride des maladies mentales dans lesquelles on rencontre l'insomnie, en disant :

L'insomnie est un phénomène à peu près constant de la période prodromique de la plupart des psychoses ; dans quelques-unes, elle acquiert même une telle importance par sa ténacité et son intensité, qu'elle pourrait être considérée comme pathognomonique, lorsqu'elle est jointe à d'autres signes comme la céphalée.

Elle fait partie du tableau clinique de la presque totalité des formes d'aliénation mentale à la période d'état. Le plus souvent elle est la conséquence du délire lui-même, mais elle réagit à son tour sur le délire pour l'augmenter en durée et en gravité.

Elle paraît constituer une des manifestations les plus importantes de l'infection et de l'intoxication des centres nerveux. Mais c'est surtout dans ces processus morbides qu'elle agit comme cause d'aggravation des symptômes : par son étendue et sa persistance, elle place les centres nerveux en état de moindre résistance, en empêchant leur régénération par le sommeil et en favorisant l'accumulation des toxines et des produits de destruction des éléments cellulaires. Elle doit donc être étudiée comme un élément de pronostic d'une grande valeur, le retour du sommeil étant toujours d'un favorable augure.

Les troubles du sommeil, et en particulier l'insomnie, ont été un peu négligés nous semble-t-il, par la plupart des psychiatres. Les traités ne donnent que quelques indications générales ; l'expérimentation est à peu près négative. Nous croyons que c'est là une lacune grave : l'étude de l'insomnie, basée ou non sur une théorie scientifique du sommeil, conduira sans nul doute à des conceptions intéressantes des diverses modalités de délires.

CHAPITRE V

Du traitement de l'insomnie.

———

Il n'entre point dans notre plan d'étudier dans ce court chapitre tous les traitements applicables au symptôme : insomnie. Outre qu'ils sont extrêmement variés, depuis les remèdes empiriques jusqu'aux innombrables drogues actuelles relevant de la médication hypnotique, nous n'avons l'expérience personnelle que de quelques moyens propres à ramener le sommeil. Nous croyons d'ailleurs que, tant que l'on sera contraint de traiter l'insomnie comme un symptôme, et non comme la privation pathologique, bien définie et connue dans sa pathogénie, d'une fonction parfaitement expliquée, le sommeil, on devra tâtonner et courir les chances de rencontrer parfois un procédé héroïque chez un malade donné.

Nous nous contenterons d'indiquer les principales méthodes et les indications à remplir, en suivant, autant que possible, la classification des causes d'insomnie proposée dans le chapitre III. Mais un grand nombre de médicaments n'ont pas d'effets physiologiques assez bien connus pour nous permettre de les appliquer selon les processus pathogéniques ; nous ne pouvons qu'en marquer l'action dominante, celle qui l'emporte sur les actions de moindre importance. On peut dire, en ne considérant que cette action dominante, que ces moyens et ces médicaments agissent soit sur la cellule nerveuse directement pour en modifier les réactions et l'éréthisme, d'une manière qui nous est encore inconnue ; soit sur la cellule nerveuse indirectement par l'intermédiaire d'une modification préalable dans la quantité de sang, ou, ce qui est plus rare, dans sa qualité. Quels que soient les moyens employés pour ramener le sommeil, ils tendent tous au même résultat : modifier la circulation cérébrale, de façon à anémier le cerveau et lui permettre de suspendre son fonctionnement. Mais ce résultat n'est pas produit par les mêmes moyens dans tous les cas ; tantôt, c'est en diminuant l'excitabilité de la cellule nerveuse que l'on entraîne une détente dans l'action réflexe sur les vaisseaux encéphaliques, d'où leur déplétion et le sommeil ; tantôt c'est en agissant sur le sang que l'on produit l'anémie cérébrale. On remarquera que cette manière d'envisager le mode d'action des traitements de l'insomnie pourrait se comprendre avec la théorie histologique du sommeil : si cette hypothèse était exacte, on pourrait dire aussi bien que tout procédé tendant à provoquer l'anémie du cerveau procure le sommeil ; car les mouvements amiboïdes des expansions dendritiques des cellules nerveuses dont on suppose l'exis-

tence dans le sommeil ne pourraient se produire que
dans un état d'éréthisme moins grand de ces cellules,
c'est-à-dire dans un état d'anémie.

Il ne peut être question de chacun des moyens à
employer contre l'insomnie qui tient à l'excitation du
système nerveux. Il n'y a point de traitement à indiquer pour combattre l'insomnie qui provient de la douleur, résultant d'une affection physique ou d'une cause
matérielle extérieure : si l'on soulage la douleur dans
le premier cas, si l'on fait disparaître l'affection dans le
second, le sommeil doit revenir.

Les causes d'insomnie qui ont pour origine les névroses ; celles qui naissent de l'état d'éréthisme du
système nerveux et du grand sympathique ; celles qui
sont liées à des modifications organiques de l'encéphale, seront accessibles à une thérapeutique symptomatique. Cette thérapeutique comprend des médicaments et des moyens divers ; elle varie naturellement
suivant les circonstances et les individus : donner de
l'opium ou du chloral à tort et à travers est une façon
d'agir peu sérieuse et qui expose à des mécomptes
variés. Les avantages que l'on retire de l'usage des
hypnotiques, l'habitude que l'on a prise, par suite, de
les administrer en aveugles, ont conduit à des excès
dont les médicaments ne sont point responsables. On
devrait n'appliquer la méthode de traitement par les
agents hypnotiques qu'après examen prolongé du malade et détermination de la cause de l'insomnie. On
comprend que des remèdes qui ont souvent une action
violente sur la circulation, sur la pression sanguine,
sont susceptibles de causer de graves désordres dans

des organes malades ou sclérosés, comme le rein des brightiques ou le cœur de certains rhumatisants, etc... L'indication de la plupart des hypnotiques, du moins leur usage prolongé, sont donc subordonnés, nous semble-t-il, à un fonctionnement suffisamment régulier des principaux organes.

L'opium, malgré les nombreux procès que lui ont faits certains auteurs des plus éminents, a conservé une place importante dans la liste des médicaments à employer contre l'insomnie. C'est une arme à plusieurs tranchants, et il donne, lui et ses alcaloïdes, des résultats complètement disparates à la première impression ; tandis qu'il calmera les fureurs du *delirium tremens*, il procurera de l'euphorie à un mélancolique ; il déprime ou excite, donne ou retire le sommeil, etc... Mais, comme a dit SCHÜLE « le secret de la thérapeutique par l'opium est dans l'emploi méthodique de ce médicament. » Dans l'anxiété des mélancoliques, toujours accompagnée d'insomnie, il a le plus souvent des effets inattendus : il semble s'adresser directement à cet éréthisme psychique dont souffrent les malades et dont dérivent toutes leurs angoisses ; et c'est, sans nul doute, grâce à une influence vaso-motrice tendant à augmenter la pression artérielle que l'on obtient, d'abord le calme, puis souvent l'euphorie : « La force et le nombre des contractions du cœur sont augmentées ainsi que l'amplitude du pouls, tandis que la tonicité vasculaire diminue après une période passagère d'augmentation. Cette diminution de tonicité vasculaire peut aller jusqu'à se traduire, dans les capillaires, par une dilatation vaso-paralytique. » (TRÉNEL, *in :* Rapport cité). Cette qualité est importante dans le sujet qui nous occupe, car elle explique l'indication de l'emploi de l'opium dans les insomnies liées à un état anxieux, et d'autre part la contre-indication dans les cas où il y a tendance à la congestion cérébrale. C'est, en effet, dans les états de dépression, alors surtout que cette dépression paraît liée à des phénomènes circulatoires, que l'opium et ses alcaloïdes donnent des succès fréquents. Dans les états maniaques, au contraire, il semble que ni l'agitation, ni les hallucinations, ne soient modifiées par cette thérapeutique. L'opium est à rejeter, d'une manière à peu près absolue, dans le traitement des états d'agitation ; préconisé autrefois par MARCÉ dans certains cas limités, par HENNE, NASSE, de nos jours, la majorité des psychiatres l'ont abandonné complètement dans la manie et les états qui en relèvent. Dans les états mélancoliques, surtout dans l'anxiété, malgré les différences d'action dues sans doute à un emploi peu judicieux, on peut dire que l'opium est souvent héroïque : on pourrait, dit TRÉNEL, expliquer le fait, si l'on se rappelle la notion, bien développée par DUMAS, des maladies à hypotension et à hypertension, et qu'on rapproche cette donnée de la connaissance des propriétés cardio-vasculaires de l'opium. C'est surtout chez les aliénés que l'on doit appliquer, dans son emploi, les principes que donne POUCHET (*Leçons de pharmacodynamie*, t. II, 1901, p. 607) à un point de vue plus général : « C'est à l'élément spasme, à l'élément douleur, que s'adresse plus particulièrement la médication opiacée — que ces phénomènes soient essentiels ou symptomatiques — pourvu qu'ils soient liés à un état d'asthénie, de faiblesse, de dépression ; dans ce cas, le pouls petit, non dépressible, semble, comme disaient les anciens ou tout au moins les cliniciens au siècle dernier, indiquer absolument l'emploi de l'opium. Au contraire, une contre-indication, formelle celle-ci, c'est la phlogose, l'état inflammatoire, l'état d'éréthisme sanguin, l'état de surexcitation circulatoire ou générale. Alors, le pouls plein, et surtout le pouls plein et dur, comme le disaient si bien Bordeu, Sydenham, Cullen, Hufeland et tous ces auteurs du siècle dernier qui se sont tant, et à si juste titre, occupés de l'opium, ce symptôme est une contre-indication formelle à son emploi, qui, loin de donner de bons résultats, ne pourra dans ce cas que produire des accidents graves. »

Nous pourrions donc adopter comme règle, à l'exemple de Trénel (loc. cit.) que c'est l'état de la tension artérielle qui dictera les indications de l'opium. En effet, en ce qui concerne les insomnies, nous avons déjà signalé le tableau schématique qu'en a dressé de Fleury en les rapportant aux variations de la pression artérielle ; on se souvient que d'après cet auteur, on peut admettre qu'une pression sanguine moyenne correspond à un état normal du sommeil, et qu'au-dessus et au-dessous de cette pression l'insomnie peut apparaître : il y aurait des insomnies à hypo et à hypertension. D'après ces données, jointes aux précédentes, il est légitime de conseiller la thérapeutique par l'opium dans les insomnies à hypotension, ou des états anxieux, et de la proscrire formellement dans celles à hypertension, c'est-à-dire dans les insomnies des états maniaques. Cependant, il faut établir une réserve pour une

forme d'excitation, où l'opium donne parfois des résultats heureux, c'est-à-dire le *delirium tremens*. Recom-
mandé dans cette affection par des médecins anglais, il
fut employé en France par RAYER ; GUISLAIN le donnait
comme spécifique, MARCÉ également, à des doses allant
jusqu'à 5 grammes de laudanum en vingt-quatre heures. Mais il se produisit des phénomènes d'accumulation, des empoisonnements retentissants ; la vogue
diminua. Aujourd'hui, les psychiatres conseillent surtout la morphine, associée ou non au chloral ; elle
paraît agir comme médicament circulatoire sur les
vaso-moteurs ; mais on peut supposer que le *delirium
tremens* n'est pas analogue aux maladies à hypertension, qu'il y a plutôt intoxication aiguë de la cellule
nerveuse et qu'en activant la circulation, on favorise
l'élimination des produits de déchet surabondants.
Nous croyons cependant qu'il est préférable de s'abste-
nir de son emploi, étant donné surtout que l'hydrothérapie tiède prolongée et la suppression de tout alcool
sont une thérapeutique suffisante dans le délire alcoolique, quelle que soit sa forme. L'opium et ses alcaloïdes seront donc réservés au traitement des insomnies
à hypotension, chez les déprimés, les anxieux, les
confus avec dépression, les phobiques et les obsédés.
Les conditions de leur emploi seront la perméabilité
rénale, le bon état du foie et surtout du cœur. Quant
aux formes à employer, selon les cas on préfèrera : le
laudanum, l'extrait aqueux en injections (KRAFFT-EBING)
jusqu'à 1 gr. 80, puis en diminuant et la morphine.
Celle-ci est essentiellement *euphorique* et prudemment
maniée, elle donne des résultats surprenants dans la

plupart des états de dépression. Nous ne croyons pas devoir nous étendre sur la posologie et les indications précises des médicaments, notre travail n'étant pas une étude de thérapeutique. Nous renvoyons pour cela à l'excellent rapport de Trénel, cité plusieurs fois et qui contient une étude approfondie de la plupart des hypnotiques : « Le sommeil que donne l'opium, conclut cet auteur, est un sommeil tranquille, mais peuplé de rêves de nature agréable. Fonsagrives fait ressortir que, d'après les recherches de Bordier, le tracé sphygmographique du sommeil thébaïque est très analogue au tracé du sommeil normal. »

Le *chloral* est un des plus anciens hypnotiques après l'opium. Sa découverte fut des plus importantes en fournissant souvent le moyen de combattre l'insomnie avec moins d'inconvénients qu'en ayant constamment recours aux opiacés. Le chloral est d'une grande utilité à cause de son innocuité, de la facilité de son administration, de la promptitude de ses effets. Il produirait le sommeil, selon Liebreich, par sa décomposition lente en chloroforme et formiate de soude, à la faveur des sels de soude du sang ; le sommeil serait provoqué par l'action combinée du chloroforme et du formiate de soude, ce dernier agissant surtout sur la circulation et le chloroforme comme hypnotique ; mais ce dédoublement a été contesté. On sait seulement que le chloral a une action dépressive intense sur le système circulatoire, peut-être en agissant sur les centres modérateurs bulbaires et sur les ganglions moteurs ; le cœur s'arrête en systole dans l'intoxication expérimentale. Il peut être donné en lavements, l'absorption par l'intestin est très rapide; par la bouche il doit être administré très dilué, à cause de ses effets irritants. Les doses varient de 1 gramme à 4 et 5 grammes; mais une dose de 3 grammes est presque toujours suffisante pour produire quatre ou cinq heures de sommeil.

De même que pour l'opium, l'accoutumance pour le chloral se fait assez rapidement sentir. Il convient, dans tous les cas d'insomnie rebelle, d'avoir recours à d'autres moyens, soit concurremment, soit successivement. Cet inconvénient se retrouve dans la plupart des médicaments usités contre l'insomnie. C'est en sachant varier à propos le traitement, quitte à revenir aux premiers moyens, que le médecin triomphera souvent d'une insomnie persistante. Il faut aussi tenir compte des idiosyncrasies, qui sont si fréquentes quand il s'agit des médicaments employés contre l'insomnie et dans les névroses.

Le *bromure de potassium* a une action manifeste sur l'excitation du système nerveux. C'est à ce médicament que HAMMOND avait recours dans bien des cas d'insomnie essentielle. Il est d'une grande utilité dans les névroses. Son action immédiate est passagère; son action à distance est plus durable. Il agit de suite en calmant momentanément l'éréthisme de la cellule nerveuse; son influence hypnotique, selon LABORDE, qui n'est que secondaire, est le résultat de la sédation exercée sur les fonctions indépendantes de la volonté et tributaires du mécanisme réflexe..., il ne produit pas directement le sommeil, il y invite. La littérature du bromure de potassium est considérable, surtout comme médicament contre l'épilepsie; il est le *pain* des épileptiques. Dans

les insomnies des maladies mentales, son action est
lente; il doit souvent être associé à un hypnotique plus
puissant. Elle est plus rapide dans les insomnies qui
suivent l'excès de travail intellectuel, les soucis, les
chagrins, les veilles prolongées. Nous signalerons son
emploi le plus curieux à haute dose, récemment conseillé
par MAC LEOD (1900, *British méd. Journ.*) sous le nom
de : sommeil bromique. En dehors de la méthode pré-
conisée dans l'état de mal des épileptiques, l'auteur en
décrit une qu'il a utilisée dans certains cas de manie et
de morphinisme. Le principe est de donner des doses
massives de bromure (de sodium, plutôt) de façon à
obtenir un sommeil continu : 1er jour, 2 drachmes toutes
les 2 heures, jusqu'à une once; 2e jour, *idem*. Le résultat n'est complet que le 4e jour, c'est-à-dire vingt-
quatre heures après la seconde dose : le malade, d'abord
somnolent, tombe alors dans un sommeil complet ; on
n'éveille le malade que pour l'alimenter ou le faire satisfaire ses besoins. MAC LEOD fut amené à cette méthode
à la suite de la guérison d'une morphinomane, qui,
ayant pris 2 onces 1/2 de bromure, dormit trois jours
et se réveilla guérie. Mais il y eut plusieurs cas de mort
et il semble que c'est une méthode plutôt dangereuse
(TRÉNEL, *loc. cit.*). Il existe enfin une longue série de
dérivés organiques du bromure (bromaline, bromocolle,
valéro-bromine, gallo-bromal, bromipine, etc., etc.)
dont l'étude pharmacologique n'est d'ailleurs pas toujours complète.

Parmi les autres médicaments qui exercent une action
propre et souvent élective sur l'insomnie, en agissant
surtout sur le système nerveux, nous pourrions en citer

une foule, dont la découverte remonte à peine à quelques années ; notre travail ne comporte pas cette énumération. Nous pensons d'ailleurs que dans la thérapeutique de l'insomnie, il faut avant tout être soucieux de ménager les fonctions organiques du malade et écarter systématiquement toute drogue dont l'étude expérimentale et clinique n'a pas encore été faite. Cependant, nous rappellerons certains produits, nouvellement obtenus et dont on trouve l'étude dans le rapport de TRÉNEL, qui semblent susceptibles de provoquer un sommeil passager, lorsqu'il s'agit seulement d'agir sur la réflectivité corticale. Tels sont : le chloralamide ; le chloral-uréthane (ural) ; l'éthyl-chloral-uréthane (somnal) ; le chloral-antipyrine (hypnal) ; le chloralose, très toxique ; l'uréthane ; le méthylal ; l'acétophénone (hypnone) ; l'hydrate d'amylène ; le chloral-amylène (dormiol) ; le sulfonal ; le trional-tétronal ; la paraldéhyde. Dans les succédanés de l'opium et de la morphine, on a employé : l'héroïne, la dionine, la péronine.

Les alcaloïdes des solanées fournissent des hypnotiques puissants, mais dont l'emploi n'est pas sans danger. On a abandonné l'atropine et l'hyosciamine ; mais, depuis une dizaine d'années, on accorde une certaine vogue à l'hyoscine, à la scopolamine, à la duboisine. L'action de ces médicaments paraît double : ils sont sédatifs et hypnotiques. Ils semblent avoir un effet presque spécifique sur l'élément moteur de l'agitation ; TRÉNEL ne les croit pas aussi dangereux que certains auteurs l'affirment, et il les conseille en clinique mentale, avec quelques zélateurs du « no-restraint », pour assurer

8

tout au moins le maintien au bain ou au lit au début du traitement.

Nous citerons encore le chanvre indien que MOREAU de Tours préconisait fortement déjà en 1845, et dont les formes pharmaceutiques sont : le cannabinon, l'extrait pétrolique, le tannate de cannabine, la teinture de chanvre indien.

Enfin, pour mémoire, nous rappellerons l'emploi de l'ergotine, basé sur les idées théoriques de congestion cérébrale et comme vaso-constricteur. Mais BERGER, en 1901, démontra que l'ergotine augmente l'afflux de sang au cerveau.

Nous dirons quelques mots maintenant des médicaments agissant indirectement sur les centres nerveux. Les antispasmodiques stimulants ont paru à certains auteurs convenir dans l'insomnie des hypocondriaques, des neurasthéniques et des hystériques, dans le subdelirium et le coma vigil de la typhoïde, dans la pneumonie. Dans cette dernière maladie, le musc fut très employé ; il était combiné à l'*asa fœtida* (GRAVES). L'*asa fœtida* passait pour diminuer la flatulence, qui est souvent une des causes qui entretient l'état d'insomnie. La valériane, le valérianate d'ammoniaque, de quinine, ont donné des résultats dans les troubles qui consistent en un défaut de tonicité et de stimulation du système nerveux, dans les insomnies anémiques, les vertiges. On préconisait encore : le valérianate de zinc, dans l'insomnie des troubles gastro-intestinaux ; le *castoreum*, dans celle des femmes aménorrhéiques (?) ; le camphre, dans l'excitation génésique avec perte de sommeil.

L'aconit a été ordonné, jusqu'à ce qu'on en signale les dangers, dans l'insomnie liée aux névralgies, surtout celle du trijumeau. et dans celle qui est liée aux palpitations nerveuses. Les sels de quinine donnent parfois des résultats dans les insomnies des fièvres intermittentes, dans l'ataxie typhoïde, les névroses cardiaques avec excitation. On les a même considérés naguère comme l'opium du cœur, en les contre-indiquant dans les lésions organiques avancées, dans les cas d'intermittences ou de défaillances de cet organe ; on leur substituait alors la digitale.

Il ne faut pas, croyons-nous, conserver beaucoup d'illusion sur l'efficacité réelle du traitement pharmaceutique de l'insomnie. Sans doute, dans la longue, très longue liste des médicaments actuellement connus et en usage, dont nous n'avons donné qu'une faible idée, il en est qui sont susceptibles de procurer à coup sûr quelques heures de sommeil à des malades dont l'éréthisme nerveux est en cause ; encore est-il que, le plus souvent, l'insomnie est liée à des processus morbides absolument inaccessibles à l'action thérapeutique de ces médicaments. Mais si l'on veut remédier à un symptôme, l'arrêter, en empêcher le retour, il est de toute nécessité d'en connaître la pathogénie et de traiter la cause. Que penserait-on du médecin qui, en face de l'anorexie d'un cancéreux de l'estomac, croirait y avoir remédié en nourrissant artificiellement son malade ? Il n'aurait point résolu le problème, tant que le cancer n'aurait pas été modifié. De même, faire dormir un insomnique dont le sommeil est empêché par de l'angoisse, par des hallucinations ou par des modifications du chimisme de ses cellules nerveuses, le faire dormir passagèrement au moyen d'un hypnotique, n'est point le guérir de son insomnie ; car la cause n'est pas influencée et persiste. Or, dans l'état actuel de la science, non seulement nous ne possédons pas de médications spécifiques dans la plupart des maladies qui comptent l'insomnie dans leurs symptômes, mais encore nous ne pouvons donner aucune théorie irréfutable du sommeil. Nous ne saurions donc prétendre *guérir* l'insomnie, en dehors des rares cas où elle fait partie d'un processus général relevant d'une thérapeutique spécifique.

Mais, si la cure de ce symptôme est encore inaccessible, du moins possédons-nous, pour le réduire d'une façon durable, des moyens plus rationnels que ceux que nous fournit la pharmacopée : nous entendons par là les *moyens physiques*.

Ces moyens sont : l'alitement et la balnéation prolongée.

L'alitement est aujourd'hui d'une pratique courante en clinique mentale, pour le traitement des états d'agitation et des états mélancoliques ; dans les asiles, il n'est pas seulement le moyen le plus commode de s'opposer aux réactions violentes et dangereuses de certains malades ; il est un moyen thérapeutique précieux contre la maladie mentale elle-même ; il constitue donc un traitement de l'insomnie. Nous ne rappellerons pas les diverses phases de l'histoire de l'alitement, dont la première application est due à GUISLAIN, en 1852 et qui, depuis, fut tour à tour prôné et battu en brèche, jusqu'au jour où il nous revint d'Allemagne avec une

seconde paternité. Nous ne pouvons non plus nous étendre
sur sa mise en pratique et son mode d'action. Il nous
suffira de rappeler ses principaux effets : la circulation
se régularise ; le sang veineux retourne au cœur plus
librement, les congestions des organes sont moins favo-
risées ; la température centrale s'abaisserait. La respiration est un peu ralentie ; les muscles qui en assurent
le jeu fatiguent moins. La nutrition est augmentée,
parce que les pertes sont moindres si le travail des
muscles est diminué ; on observe souvent l'augmentation de poids. Par suite de la suppression d'un certain
nombre de causes d'excitation, on voit l'état maniaque
céder, souvent très vite, l'état d'angoisse s'améliorer,
les hallucinations, les obsessions, diminuer d'intensité ;
le sommeil est favorisé par cela même ; les illusions
diminuent parce que les sensations premières sont
moins nombreuses, ainsi que les réactions motrices.
On comprend que lorsque l'on a à faire à une psychose
aiguë, relevant d'une intoxication, d'une infection,
lorsque la cellule nerveuse n'est pas profondément
lésée, qu'il n'y a que des troubles fonctionnels, une
thérapeutique qui assure ainsi le repos de l'organe
malade et favorise toutes ses fonctions, ne peut qu'aider
puissamment au retour à la normale.

Les indications de l'alitement ont été magistralement
exposées au Congrès international de médecine de
1900, par MOREL, par NEISSER, KORSAKOFF ; la question
est longuement traitée dans la thèse de POCHON (Paris,
1899) et résumée dans le rapport de TRÉNEL (Bruxelles,
1903). Nous renvoyons à ces travaux auxquels nous ne
saurions rien ajouter, si ce n'est que notre faible expé-

rience personnelle, résultant de deux années d'internat dans un asile d'aliénés, nous a permis de nous convaincre de l'efficacité réelle de l'alitement dans le traitement des psychoses et de toutes les formes mentales.

Mais, si l'alitement constitue un traitement physique précieux de ces affections, ce n'est que secondairement qu'il favorise le sommeil ; il n'agit pas sur l'insomnie d'une façon aussi rapide que sur l'agitation ou sur l'angoisse. Le sommeil obtenu n'est d'abord pas profond, il reste longtemps insuffisant ; ce n'est qu'à la longue et après la disparition des phénomènes qui l'entravaient, qu'on le voit se rétablir franchement.

Mieux que l'alitement, la *balnéation prolongée* exerce une action directe et immédiate sur la plupart des insomnies liées à des troubles nerveux et mentaux. La balnéation prolongée constitue la méthode de choix. Elle est de date assez récente ; sa pratique naquit en France, avec Turck, de Nancy, en 1861 (*Essai sur le bain tiède*), avec Brierre de Boismont (*Mémoires de l'Académie de médecine*, 1847, XIII, 537), Marcé, Bonnefous, de Leyme (Lot). Mais comme beaucoup d'autres découvertes, elle vient d'être inventée de nouveau en Allemagne, par Beyer (*XXIXᵉ Congrès des aliénistes du Sud-Ouest, in : Allg. Zeitschr. für Psych.*, t. L., VI, I, 253), puis surtout par Kroepelin (*Centralbl. für Nervenheilk.*, 1901, 12). Aujourd'hui, c'est avec quelque difficulté qu'elle nous revient, malgré cette précieuse consécration ; cependant grâce aux travaux de Magnan, de Sérieux, et d'autres, la pratique des bains permanents, si elle n'est pas si audacieuse que chez nos voisins, commence à être d'un usage assez répandu

en thérapeutique mentale. Nous renvoyons à ces
travaux et à la mise au point de TRÉNEL (*loc. cit.*) pour
les indications et les résultats de la méthode. La température du bain doit être de 33° (MAGNAN) ; sa durée de
deux heures, trois, quatre, six heures, suivant les
formes ; les Allemands ont préconisé les bains de
douze heures, de vingt heures et même de plusieurs
jours ; KROEPELIN use de séjours beaucoup plus longs ;
il a pu maintenir des agités dans l'eau pendant des
mois ; ils y mangeaient, dormaient, vivaient un peu de
la vie normale, causant, recevant des visites et lisant
les journaux ; si les malades résistaient trop, on employait l'hyoscine ou le drap mouillé.

Le bain de douze heures procure en général neuf
heures de sommeil (WÜRTH). Ce sommeil paraît être
très reposant, et MICHELSON a noté que sa profondeur
est plus grande dans les dernières heures.

Dans les cas d'extrême agitation, on peut recourir
au *drap mouillé* : on étend sur le lit deux couvertures
de laine, puis au-dessus un drap de lit trempé dans
l'eau à 14° environ et tordu. Le malade est enveloppé
dans ce drap, de façon qu'il s'applique exactement sur
toute la surface cutanée, et recouvert avec les couvertures ; on l'y laisse un quart d'heure. L'effet sédatif est
très marqué ; si on le prolonge, on a une sudation
abondante ; mais ce moyen ne saurait convenir qu'aux
sujets robustes et jeunes ; il expose au collapsus et est
contre-indiqué dans tous les états congestifs organiques, chez les vieillards et dans la paralysie générale.

A ces deux grands moyens physiques de lutter contre
l'insomnie, nous pouvons joindre les pratiques de

l'électrothérapie ; nous n'en avons aucune expérience, mais OULMONT préconise l'électricité comme ayant une action toni-sédative sur le système nerveux, sous les formes suivantes : faradisation générale ; galvanisation générale ; galvanisation centrale (*Thérapeutique des névroses*).

Il resterait à rechercher si l'on ne pourrait arriver à rétablir le sommeil, dans certains cas d'insomnie simple, par des moyens psychiques. On n'y peut guère songer : le sommeil, consistant dans le relâchement, l'inhibition, de l'action des centres corticaux sur les fonctions organiques, veut être affranchi de l'influence de la volonté ; vouloir obtenir le sommeil, c'est se condamner à une insomnie volontaire. « On peut expliquer ce fait, disait JOLY (*La volonté considérée comme puissance morale et comme moyen thérapeutique ; — Bulletin de l'Académie de médecine*, 1875, p. 1139) en reconnaissant que l'effort de la volonté amène dans le fonctionnement cérébral une activité congestive incompatible avec le sommeil. » Cependant, l'insomnie hystérique paraît susceptible d'être heureusement modifiée par les suggestions dans l'état d'hypnose (PITRES, *Leçons cliniques sur l'hystérie et l'hypnotisme*, t. II, p. 399).

BIBLIOGRAPHIE

Nous complétons les indications bibliographiques que nous avons introduites dans le texte, par les suivantes. Bien entendu, les ouvrages et les articles mentionnés ci-après ne constituent pas toute la littérature du sommeil et de l'insomnie; ce sont les travaux que nous avons consultés pour l'élaboration de notre thèse, soit directement, soit sur des analyses ou des traductions. Ils sont énumérés dans l'ordre chronologique et en deux séries : 1º Physiologie et Pathologie; 2º Thérapeutique.

1º Sommeil et Insomnie.

OBERSTEINER. — Sur la théorie du sommeil; *Allg. Zeitsch. für Psych.*, 1873.

A. Mosso. — Sur la circulation cérébrale chez l'homme, 1881.

A. Mosso et BERGEZIO. — Influence de quelques applications thérapeutiques sur la circulation cérébrale; *Riv. sper. di freniatria*, 1885, XI.

CH. RICHET. — La physiologie et la médecine; *Leçon d'ouverture du cours de physiologie*. Paris, 1888.

— La pensée et le travail chimique; *Revue scientifique*, XIII, 83.

TANZI. — Ricerche termoelettriche sulla corteccia cerebrale in relazione con gli stati emotivi. Reggio-Emilia, 1889.

RABL-RÜCKHARD. — Sind die Ganglienzellen amöboïd? Eine Hypothese zûr Mechanik psychischer Vorgänge; *Neurol. Centralbl.*, 1890, n° 7.

A. MOSSO. — Croonian Lecture. Les phénomènes psychiques et la T° du cerveau; *Philos. Trans. of the R. Soc. of London*, 1892, vol. 183.

MANACÉINE. — Quelques expériences sur l'influence de l'insomnie absolue; *Arch. ital. de biol.*, 1894.

A. MOSSO. — La temperatura del cervello; studi termometrici; Milano, 1894.

LÉPINE. — Sur un cas d'hystérie à forme particulière; *Rev. de médecine*, 10 août 1894.

BRISSAUD. — Traitement de la neurasthénie; *Traité de thérap. applquée;* F. XV, 2e partie (partie clinique).

M. DE FLEURY. — L'insomnie et son traitement, 1894 (partie clinique).

M. DUVAL. — Hypothèses sur la physiologie des centres nerveux; théorie histologique du sommeil; *C. R. de Soc. biol.*, fév. 1895.

VON KÖLLIKER. — Kritik der Hypothesen von Rabl-Rückhard und Duval über amöboïde Bewegùngen der Neurodendren; *Würzburger Physik-medic. Gesellschaft.*, 1895, VI.

CSERNY. — Sur le sommeil physiologique; *Jahrb. für Kinderheilk.*, 1896.

PATRICK et GILBERT. — Insomnie expérimentale; *Psychol. Review*, 1896.

G. LÉVI. — Contributo alla fisiologia della cellula nervosa; *Riv. di patol. nerv. e ment.*, 1896.

MICHELSON. — Recherches sur la profondeur du sommeil; *Kræpelin's psychol. Arbeit.*, 1897, II, F. 1.

LAHUSEN. — Sommeil et insomnie; *Therap. Monatsh.*, 1897.

P. JANET. — Névroses et idées fixes; 1898, 1899.

J. SOURY. — L'amiboïsme des cellules nerveuses; *Rev. gén. des sciences*, 1898, et *id.* in *Arch. de Neurol.*, 1897, p. 301.

— Les fonctions du cerveau et les échanges organiques; *Ann. méd. psych.*, 1898.

POCHON. — Traitement des aliénés agités par le repos au lit; *thèse*. Paris, 1899 (partie clinique).

WEYGANDT. — Epuisement physique par la faim et l'insomnie; *Neurol. Centralbl.*, 1899.

J. SOURY. — Le système nerveux central. Paris, 1899.

M. DUVAL. — Amiboïsme des cellules nerveuses; *Rev. scientif.*, mars 1898; et *Rev. neurol.*, 1899, p. 55.

VASCHIDE. — Sur l'attention dans le sommeil normal; *Riv. sper. di freniatria*, 1900, XXIV.

BRUCE. — Observations sur la pression artér. dans le sommeil et l'insomnie; *Scotish. med. and surgic. Journal*, 1900, août; et: *Mundch. med. Woch.*, 1900.

AGOSTINI. — Troubles psych. et altér. du syst. nerv. par l'insomnie absolue; *Riv. sper. di freniatria*, 1900, XXIV.

KREUSER. — La valeur des médicam. hypnot. dans les malad. mentales; *Rapp. au 27e Congrès des aliénistes de l'Allemagne du Sud-Ouest*; *Allg. Zeitsch. für Psych.*, avril 1902 (partie clinique).

DENY. — De l'agitation; *Sem. médic.*, 1903.

VASCHIDE et VURPAS. — Pression artérielle dans le sommeil; *Arch. gén. de méd.*, 1903.

A. TSCHERMAK, in NAGEL's Handbuch der Physiologie des Menschen, IV, 1, 1905, p. 52 à 54: Ueber den Schlaf.

2° Thérapeutique de l'insomnie.

FONSAGRIVES. — *Dict. encyclop. des scienc. médic.* (article opium).

BRIERRE DE BOISMONT. — Bains prolongés dans la forme aiguë de la folie et de la manie; *Mém. Acad. méd.*, XIII, 537, 1847.

TURCK. — Essai sur le bain tiède; Nancy, 1861.

CL. BERNARD. — Leçons, 1864.

BONNEFOUS. — Bains très prolongés dans l'aliénat. mentale; *Ann. méd. psych.*, 1869.

CLOUSTON. — Observations et expériences sur l'emploi de l'opium; *Ann. méd. psych.*, 1872.

Schüller. — Etude sur les variations de la circul. cérébrale sous l'influence de l'hydrothérapie expérimentale; *Deutsch. Arch. f. klin. Med.*, 1874, XIV.

Kéraval et Nercam. — Sur la paraldéhyde; *Ann. méd. psych.*, 1884.

Girma. — L'ergotine dans le traitement de la paralysie générale; *Encéphale*, 1884, 4.

Laborde. — L'ergotine dans le traitement de l'agitation; *Trib. médic.*, 1885.

Krafft-Ebing. — Paraldéhyde; *Zeitsch. f. Thérap.*, 1887, p. 49.

Mairet et Bosc. — Action physiologique du chloralamide; *Soc. biol.*, juin 1890.

Laborde. — Bromure de potassium; *Soc. de biol.*, 1890, et *Bull. Acad. méd.*, 1891.

Roubinovitch. — Sulfonal chez les aliénés; *Progrès médical*, 1891.

Garnier. — Trional et tétronal; *Progrès médical*, 1892.

Lépine. — Sulfonal; *Semaine médic.*, 1893.

Krœpelin. — Quartier de surveillance de la clinique d'Heidelberg; *Allg. Zeitsch. f. Psych.*, 1893 et 1902.

Toy. — Codéine; apocodéine; Congrès de Bordeaux, 1895.

Krœpelin et Sioli. — Alitement; section de surveillance; *Allg. Zeitsch. f. Psych.*, 1895.

Magnan. — Traitement de la manie; *Rev. de Psych.*, 1897.

Von Mering. — Héroïne; *Annales de Merck*, 1898.

Keraval. — Traitement des états d'aliénation mentale par l'alitement; *Progrès médic.*, 1898.

Sérieux et Farnarier. — Alitement; *Sem. méd.*, 1899, et *Arch. de Neurol.*, 1899, n° 48.

Pochon. — Traitement des aliénés agités par le repos au lit; *thèse*. Paris, 1899 (partie thérapeutique).

Krœpelin. — Psychiatrie, 1899.

Richet. — *Dict. de Physiologie* (art. chloralose).

Vaschide et Meunier. — La pression sanguine dans l'alitement thérapeutique des maladies mentales; *Rev. de Psych.*, 1900, p. 289.

BAUCKE. — Dionine; *Psych. Woch.*, 1902, 6.

WURTH. — Sur le bain prolongé, son mode d'emploi, ses résultats; *Allg. Zeitsch. f. Psych.*, 1902, T. LIX, f. 5.

MÜLLER. — Influence des bains et des douches sur la pression sanguine; *Deutsch. Archiv. f. klin. Med.*, 1902, p. 316.

BUMKE. — Scopolaminum (Hyoscinum) Hydrobromicum; *Monatsch. f. Psych.*, 1903, 1-2.

POUCHET. — Leçons de pharmacodynamie, 1900-1904. Paris.

Vu : *Le Président de la Thèse,*

RÉMOND.

Vu :

Le Doyen de la Faculté.

CAUBET.

Vu et permis d'imprimer,

Toulouse, le 9 novembre **1907.**

Le Recteur,

Président du Conseil de l'Université,

PERROUD.

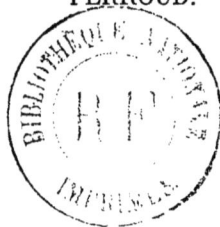

TOULOUSE. — IMP. LAGARDE ET SEBILLE, RUE ROMIGUIÈRES, 2.

www.ingramcontent.com/pod-product-compliance
Lightning Source LLC
Chambersburg PA
CBHW062020200326
41519CB00017B/4865